你应该知道的特殊食管肿瘤与肿瘤样病变

日本《胃与肠》编委会　编著

《胃与肠》翻译委员会　译

辽宁科学技术出版社
·沈阳·

Authorized translation from the Japanese Journal, entitled
胃と腸 第54巻 第10号
知っておきたい特殊な食道腫瘍・腫瘍様病変
ISSN：0536-2180
編集：「胃と腸」編集委員会
協力：早期胃癌研究会
Published by IGAKU-SHOIN LTD., Tokyo Copyright © 2019

Simplified Chinese Characters published by Liaoning Science and Technology Publishing House, Copyright © 2022.

© 2022辽宁科学技术出版社
著作权合同登记号：第06-2019-57号。

图书在版编目（CIP）数据

你应该知道的特殊食管肿瘤与肿瘤样病变/日本《胃与肠》编委会编著；《胃与肠》翻译委员会译. —沈阳：辽宁科学技术出版社，2022.10
ISBN 978-7-5591-2639-9

Ⅰ.①你… Ⅱ.①日… ②胃… Ⅲ.①食管肿瘤—诊疗 Ⅳ.① R735.1

中国版本图书馆CIP数据核字（2022）第142073号

出版发行：辽宁科学技术出版社
　　　　　（地址：沈阳市和平区十一纬路25号　邮编：110003）
印　刷　者：辽宁新华印务有限公司
经　销　者：各地新华书店
幅面尺寸：182 mm×257 mm
印　　张：8.5
字　　数：180千字
出版时间：2022年10月第1版
印刷时间：2022年10月第1次印刷
责任编辑：卢山秀
封面设计：袁　舒
版式设计：袁　舒
责任校对：黄跃成

书　　号：ISBN 978-7-5591-2639-9
定　　价：98.00元

编辑电话：024-23284354
E-mail：lkbjlsx@163.com
邮购热线：024-23284502
《胃与肠》官方微信：15640547725

目 录

你应该知道的特殊食管肿瘤与肿瘤样病变

——病理组织学的特性

下田 忠和[1]

关键词　非 Barrett 食管　类基底鳞状细胞癌　内分泌细胞癌
食管腺腺癌　癌肉瘤

[1] 静岡県立静岡がんセンター病理診断科
〒 411-8777 静岡県駿東郡長泉町下長窪 1007

本书的主题"特殊食管肿瘤与肿瘤样病变"是什么意思呢？可以解释为低发生率的肿瘤即鳞状细胞癌以外的"上皮性肿瘤与肿瘤样病变"。虽然被认为是特殊的肿瘤，但其大部分是后述的鳞状上皮癌，或者是来源于扁平上皮，之后，表现出各种组织型分化的肿瘤或肿瘤样病变。为了理解这一点，我们需要了解正常扁平上皮的细胞分化和结构（**图 1**）。

食管扁平上皮的最深处分布着无增殖的细胞（reserve or stem cell），其正上方分布着核分裂的 Ki-67 阳性增殖细胞。从该细胞向表层分化为 2~3 层的基底细胞，甚至有棘细胞、角化细胞，但与皮肤不同，不会完全角化，最表层也存在有核的细胞（**图 1a、b**）。另外，向上皮下，增殖细胞经过食管导管，在黏膜下分化为食管腺（**图 1c、d**）。该食管导管、食管腺具有双层结构，导管部内层为 CK7 阳性的腺上皮，外层被 CK14、p60 等阳性细胞所覆盖。另外，食管腺部也显示出同样的细胞构成。这些部分通常没有细胞增殖。另外，食管胃结合部（esophagogastric junction，EGJ）的食管一侧一部分分布着食管贲门腺。这个几乎存在于扁平上皮下黏膜固有层，但有时也会暴露在扁平上皮表面（**图 1e、f**）。前者在食管贲门腺的一部分有少量 Ki-67 阳性的增殖细胞，也有从扁平上皮基底的增殖细胞向连续的贲门腺分化

的现象。暴露在表层时，表面呈腺窝上皮分化，深部呈贲门腺分化，其边界分布有增殖细胞。另外，发生率虽然低，在非肿瘤性扁平上皮的基底层仍可以看到少量的黑色素细胞（**图 1g**）。

结合以上情况，考虑一下特殊的食管肿瘤与肿瘤样病变。

属于这些情况的食管肿瘤与肿瘤样病变如**表 1**所示。

1. 食管腺癌［非巴雷特（Barrett）食管］

众所周知，食管鳞状癌的浸润部会分化成腺癌。但是，在没有 Barrett 上皮的非肿瘤性扁平上皮内发生的腺癌的存在出乎意料地不为人知，在罕见的报告出来的病例中记述了来自食管导管、食管腺等。如前所述，食管导管和食管腺通常没有增殖细胞，因此很难认为由此发生腺癌。另外，通过免疫染色，该肿瘤腺管呈 MUC5AC 阳性 /MUC6 阳性，具有胃型性状，未见食管导管和食管腺的性状。综上所述，是与胃癌具有相同特性的肿瘤（**图 2**）。组织学上，与扁平上皮的基底层有连续性，可考虑由食管扁平上皮的增殖细胞产生的贲门腺型腺癌或由暴露在扁平上皮的食管贲门腺产生的腺癌。这种癌以上皮下增殖为主，肉眼影像初期为黏膜下肿瘤(submucosaltumor, SMT)样隆起性病变，变大后表面形成隆起，呈 0-Ⅰ型，边缘多残留 SMT 样隆起。

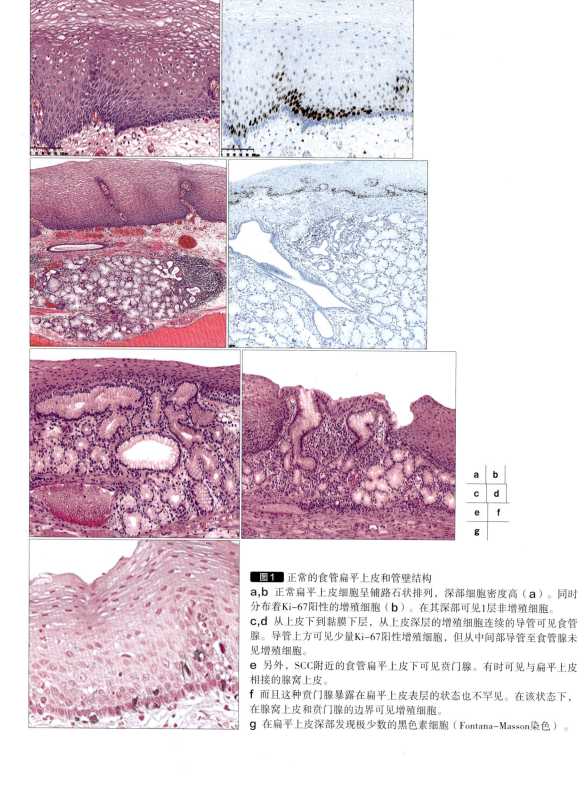

a	b
c	d
e	f
g	

图1 正常的食管扁平上皮和管壁结构

a,b 正常扁平上皮细胞呈铺路石状排列，深部细胞密度高（**a**）。同时分布着Ki-67阳性的增殖细胞（**b**）。在其深部可见1层非增殖细胞。

c,d 从上皮下到黏膜下层，从上皮深层的增殖细胞连续的导管可见食管腺。导管上方可见少量Ki-67阳性增殖细胞，但从中间部导管至食管腺未见增殖细胞。

e 另外，SCC附近的食管扁平上皮下可见贲门腺。有时可见与扁平上皮相接的腺窝上皮。

f 而且这种贲门腺暴露在扁平上皮表层的状态也不罕见。在该状态下，在腺窝上皮和贲门腺的边界可见增殖细胞。

g 在扁平上皮深部发现极少数的黑色素细胞（Fontana-Masson染色）。

没有日本以外的报告，因为被发现并切除的食管腺癌几乎都是晚期的，很难分析背景黏膜。

2．腺鳞状细胞癌（adenosquamous carcinoma）、内分泌细胞癌（endocrine cell carcinoma）

两者在肉眼上不论大小都多显示SMT样隆起形成（**图3**）。

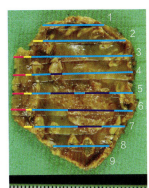

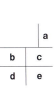

	a	
b	c	
d	e	

腺癌
胃底腺黏膜
贲门腺黏膜
食管鳞状上皮

图2 EGJ，食管下段（Ae），腺癌
a 肉眼影像和癌的扩散。是在完全被扁平上皮包围的部分发生的腺癌。病变的边缘被隆起的非肿瘤性黏膜所覆盖。为0-Ⅱa，17mm，pT1a-M，tub1。
b 是在固有黏膜层增殖的腺癌。
c 癌的一部分被非肿瘤性扁平上皮所覆盖。
d 免疫染色，腺癌为MUC5AC阳性。
e 是MUC6阳性的胃型腺癌。

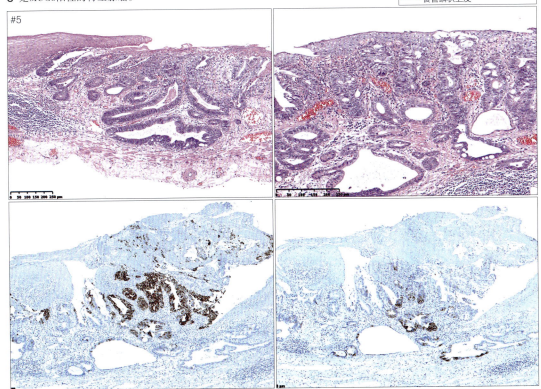

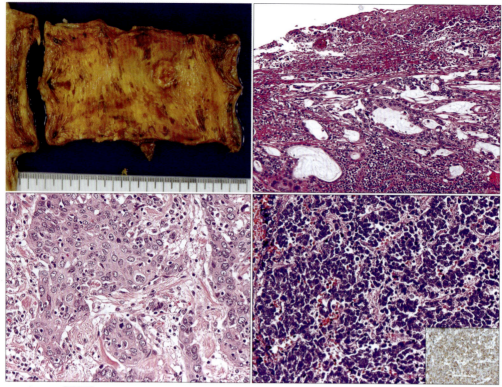

a	b
c	d

图3 显示多分化的食管鳞状细胞癌

a 在显示大面积卢戈氏碘液不染的鳞状细胞癌内部发现15mm大小的SMT样隆起性病变。

b 上皮内为鳞状细胞癌，上皮下内部可见向腺癌的分化。

c 内部也发现鳞状细胞癌。

d SMT样隆起的主体是从上皮下到黏膜下层显示充实性增殖的内分泌细胞癌。肿瘤细胞显示chromogranin A（CgA）染色阳性（植入）。

另外显示上皮内为鳞状细胞癌，内部分化为内分泌细胞癌或腺癌。

提示病例肉眼可见广泛的卢戈氏碘液不染的上皮内鳞状细胞癌，内部呈腺癌、内分泌细胞癌的分化。本例显示了鳞状细胞癌有可能发生罕见的多方向的多种细胞分化。在特殊的食管癌中，内分泌细胞癌和其他消化道一样是恶性程度高、预后不良的肿瘤。

3. 类基底鳞状细胞癌 [basaloid SCC（squamous cell carcinoma）]

本肿瘤在特殊型中比其他显示组织型的发生率高。本肿瘤也无关大小，肉眼显示部分SMT样形态。

病理组织学上是显示扁平上皮基底细胞、食管导管、食管腺等多种分化的肿瘤。几乎所有的肿瘤，内部都有类似扁平上皮基底细胞的细胞形成大小不同的充实胞巢。此外，微小的囊肿形成、具有双层结构的食管导管、显示筛状结构的食管腺分化等混杂在一起的情况较多（**图4，表2**）。其中筛状结构占主体的肿瘤被称为腺样囊性癌 (adenoid cystic carcinoma)。从以上可知本肿瘤呈现多种分化影像，但根据其主体的不同，可亚分类为①基底样细胞分化的鳞状细胞癌（squamous cell carcinoma with basaloid cell differentiation）、②伴有导管分化的鳞状细胞癌（squamous cell carcinoma with ductal differentiation）、③食管腺分化型鳞状细胞癌（腺样囊性型）（squamous cell carcinoma with esophageal gland differentiation（adenoid cystic type））。另外，肿瘤细胞的胞巢之间以

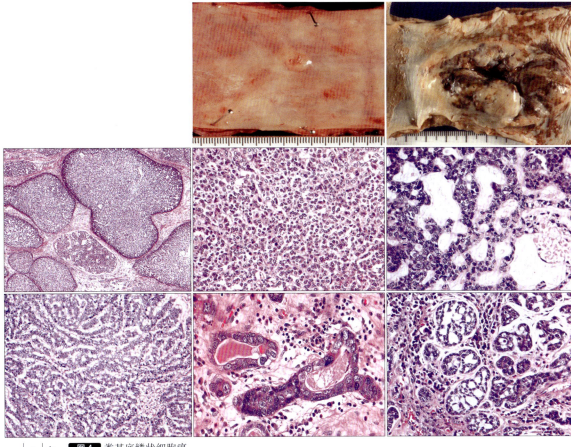

	a	b
c	d	e
f	g	h

图4 类基底鳞状细胞癌

a,b 宏观像。a为10mm大，b为60mm大。每一个都是呈SMT样所见。

c~h 病理组织学观察结果呈现，大小不一的充实胞巢（**c**，solid nest），类似基底细胞的肿瘤细胞增生（**d**，basaloid sell），微小囊胞形成（**e**，microcystic），索状排列（**f**，trabecular）向显示清晰的2层构造的导管的分化（**g**，ductal differentiation），显示双层构造的腺管样和筛状结构（**h**，cribriform pattern）等多样的病理组织像。

及胞巢周围的间质中存在嗜酸性染色的无结构基底膜样物质，但这仅占约半数。

4. 癌肉瘤（carcinosarcoma）

本肿瘤与其他罕见肿瘤不同，肉眼可见形成中间变细的隆起，变大后基部有细茎（**图5**）。另外，隆起表面形成糜烂，无结构、光滑。显示大面积扩张的表浅蔓延型的鳞状细胞癌，在其内部也有作为小隆起被发现的物质。病理组织学上在隆起基部有上皮内鳞状细胞癌扩散，隆起主要是由上皮下向黏膜下层增殖的肿瘤，引起呈纺锤形或多形性的肿瘤细胞的增生。有时未分化肉瘤〔过去也被称为 malignant fibrous

表2 罕见的食管上皮性肿瘤、肿瘤样病变

SN	38/40（95.0%）
MT	39/40（97.5%）
DD	11/40（27.5%）
CP	13/40（32.5%）

SN: solid nest; MT: microcyst and / or trabecular nest; DD: ductal differentiation; CP: cribriform pattern.

〔转载自 "Kobayashi Y, et al. Histological diversity in basaloid squamous cell carcinoma of the esophagus. Dis Esophagus 22：231–238, 2009"〕

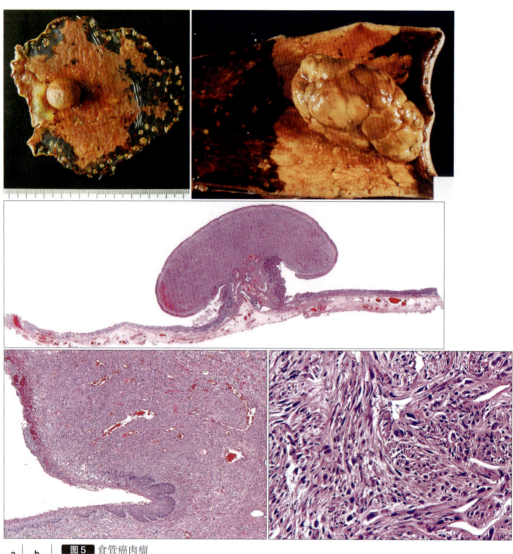

a | b
c
d | e

图5 食管癌肉瘤

a, b 宏观像。每一个都可见卢戈氏碘液不染的扩散和在其内部有中间变细清晰的大小不一的隆起。两者都是表面光滑。

c a所见的隆起的弱放大影像。隆起有细的基部。

d 在隆起的周围有上皮内鳞状细胞癌的扩散。

e 是以隆起部为主从上皮内到黏膜下层增殖的肉瘤样肿瘤。

histiocytoma（MFH）〕也会占主体。另外，伴有向骨或软骨分化的情况也很少见。

5.食管腺腺瘤（esophageal duct adenoma）

本肿瘤是极为罕见的。示例是在内镜检查中作为 SMT 被发现的（**图6**）。活检怀疑是良性肿瘤（**图6a~d**），由于腺管形成明显，通过内镜下黏膜切除术（endoscopic mucosal resection，EMR）进行了切除（**图6e、f**）。病理组织学上，上皮下主体有大小不一的不规则的囊胞状扩张腺管。囊胞壁显示出具有未看到异型的圆形核的上皮的双层结构。免疫染色，该腺管的内腔侧为 CK7 阳性，外侧为 p63 阳性，可见分化为食管导管、食管腺（**图6c、d**）。与类基底鳞状细胞癌不同，未见基底细胞增生，

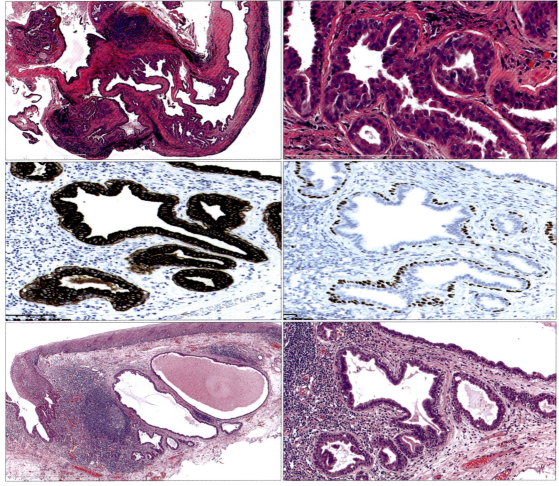

图6 食管腺腺瘤

a~d 活检像。具有双层结构的类似导管的腺管的不规则的增生。核是圆形的，未见异型。免疫染色，内侧 CK7阳性（c），外侧被p63阳性细胞覆盖（d），在食管导管分化。

e,f EMR切除标本的病理组织像。被扁平上皮覆盖，是从上皮下到黏膜下层增殖的肿瘤。

但这种腺管与表浅的扁平上皮基底层连续。Ki-67阳性的增殖核极少。

6. 恶性黑色素瘤（malignant melanoma）

本肿瘤也多显示隆起型，其表面呈糜烂状。有时显示 SMT 样的形态。有少见的表浅蔓延型的恶性黑色素瘤，肉眼观察可见程度上的差异，呈黑色，但有时几乎看不到色调的变化（**图 7a、b**）。从病理组织学上看，黑色部的上皮内深部有高密度的黑色素细胞增殖，但在病变不明确的部分，扁平上皮基底层也有分散性的肿瘤细胞分布（**图 7c、d**）。这种表浅型恶性

黑色素瘤预后良好。

7. 异位胃黏膜的腺癌

有报告指出，这种腺癌是由上皮内的异位胃黏膜引起的，也有由形成憩室的异位黏膜引起的，但前者居多，发生部位多见于食管上段。

8. 内翻性食管黏膜（假憩室）

食管黏膜在上皮下呈内翻的状态（**图8**）。这也从食管中段到食管上段可见。

以上，显示特殊的病理组织影像的病变多数是初发鳞状细胞癌，或者是与扁平上皮有关联发生的病变，是由于上皮下以深的内部的基

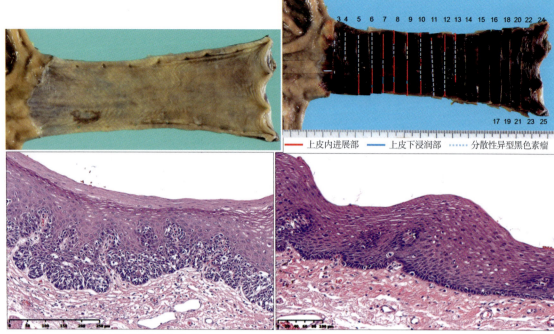

上皮内进展部 ━━━ 上皮下浸润部 ━━━ 分散性异型黑型黑色素瘤 ┈┈┈

a	b
c	d

图7 表浅型恶性黑色素瘤

a 宏观像可见胸部食管下段有约20mm大的黑色黏膜。

b 组织学的检查中，在黑色部分以外也有病变扩散的恶性黑色素瘤。

c 肉眼可见（a）黑色黏膜部分是在上皮下浸润的恶性黑色素瘤。

d 除此以外的部分，虽然在扁平上皮基底部发现有淡明的细胞质的异型黑素细胞，但其分布是分散性的。

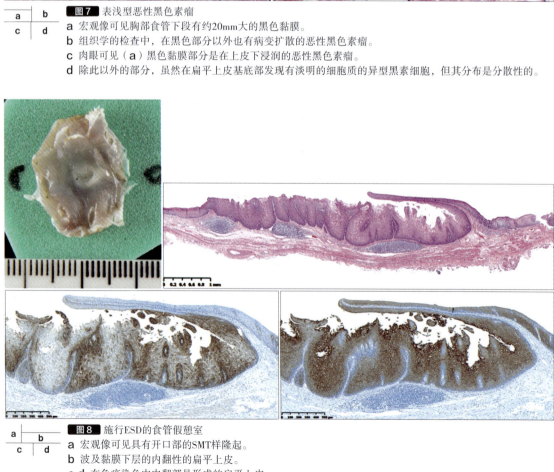

a		b
c	d	

图8 施行ESD的食管假憩室

a 宏观像可见具有开口部的SMT样隆起。

b 波及黏膜下层的内翻性的扁平上皮。

c,d 在免疫染色中内翻部是形成的扁平上皮。

因变化引起分化的方向性变化的肿瘤。另外，由于其多数在内部导致充实性增殖，所以宏观像中在该部呈 SMT 或者是与其类似的观察结果。即特殊的肿瘤是指由于分化的方向性是显示从扁平上皮向其他方向的分化而导致的，因此其分化大多表现为原本扁平上皮所具有的正常结构，或者是向细胞的分化。

作为序虽然本文很长，但是念及以上所述来阅读本书的各篇论文的话，相信能进一步加深理解。

参考文献

[1] Kobayashi Y, Nakanishi Y, Taniguchi H, et al. Histological diversity in basaloid squamous cell carcinoma of the esophagus. Dis Esophagus 22:231-238, 2009.

[2] Nakanishi Y, Saka M, Eguchi T, et al. Distribution and significance of the oesophageal and gastric cardiac mucosae：a study of 131 operation specimens. Histopathology 51:515-519, 2007.

[3] Yachida S, Nakanishi Y, Shimoda T, et al. Adenosquamous carcinoma of the esophagus. Clinicopathologic study of 18 cases. Oncology 66:218-225, 2004.

[4] Yamamoto J, Ohshima K, Ikeda S, et al. Primary esophageal small cell carcinoma with concomitant invasive squamous cell carcinoma or carcinoma *in situ*. Hum Pathol 34:1108-1115, 2003.

[5] Kanamoto A, Nakanishi Y, Ochiai A, et al. A case of small polypoid esophageal carcinoma with multidirectional differentiation, including neuroendocrine, squamous, ciliated glandular, and sarcomatous components. Arch Pathol Lab Med 124:1685-1687, 2000.

[6] Hishida T, Nakanishi Y, Shimoda T, et al. Esophageal basaloid carcinoma with marked myoepithelial differentiation. Pathol Int 52:313-317, 2002.

[7] Harada O, Ota H, Katsuyama T, et al. Esophageal gland duct adenoma：immunohistochemical comparison with the normal esophageal gland and ultrastructural analysis. Am J Surg Pathol 31:469-475, 2007.

[8] Nie L, Wu HY, Shen YH, et al. Esophageal submucosal gland duct adenoma：a clinicopathological and immunohistochemical study with a review of the literature. Dis Esophagus 29:1048-1053, 2016.

[9] Suzuki H, Nakanishi Y, Taniguchi H, et al. Two cases of early-stage esophageal malignant melanoma with long-term survival. Pathol Int 58:432-435, 2008.

[10] Kadota T, Fujii S, Oono Y, et al. Adenocarcinoma arising from heterotopic gastric mucosa in the cervical esophagus and upper thoracic esophagus：two case reports and literature review. Expert Rev Gastroenterol Hepatol 10:405-414, 2016.

特殊的食管肿瘤的临床病理学的特征

新井 富生 [1]

井下 尚子

野中 敬介

柿崎 元恒

高熊 将一朗

小松 明子

相田 顺子 [2]

石渡 俊行

田久保 海誉

松川 美保 [3]

上垣 佐登子 [4]

金泽 伸郎 [5]

黑岩 厚二郎

熊谷 洋一 [6]

石田 秀行

摘要●对除鳞状细胞癌、腺癌以外的食管肿瘤中的类基底细胞癌、癌肉瘤、腺鳞状细胞癌、神经内分泌细胞癌、黏液表皮癌进行了解说。这些肿瘤占食管恶性肿瘤的不到10%，是比较罕见的肿瘤。这些特殊的食管肿瘤在病理组织学上是富有多样性的肿瘤，鳞状细胞癌和腺癌的并存率也很高。因此即使施行活检，在治疗前有时也无法达到最终诊断。但是，由于不同的肿瘤宏观显示的黏膜下肿瘤样形态等，详细来看的话临床病理组织像与一般鳞状细胞癌不同，因此此在切除检体时要慎重地进行鉴别诊断，引导出恰当的治疗是很重要的。

关键词　类基底细胞癌　癌肉瘤　腺鳞状细胞癌　神经内分泌细胞癌　黏液表皮癌

[1] 東京都健康長寿医療センター病理診断科　〒173-0015 東京都板橋区栄町35-2　E-mail : arai@tmig.or.jp
[2] 東京都健康長寿医療センター研究所老年病理学研究チーム
[3] 東京都健康長寿医療センター内視鏡科
[4] 同　消化器内科
[5] 同　外科
[6] 埼玉医科大学総合医療センター消化管・一般外科

简介

从日本食管学会的食管肿瘤登记数据的动向来看，在日本食管肿瘤的80%以上是鳞状细胞癌，其比例有逐渐减少的趋势（**图 1a**）。比例第二高的组织型是腺癌，虽然有逐渐增加的趋势，但还不到10%（**图 1b**）。在最新的登记数据（2011 年手术例）中鳞状细胞癌的比例为84.4%，腺癌为6.9%，两者合计为91.3%。剩余的不到9% 为类基底细胞癌、癌肉瘤、腺鳞状细胞癌、神经内分泌细胞癌、未分化癌、黏液表皮癌、腺样囊性癌、恶性黑色素瘤、胃肠道间质瘤（gastrointestinal stromal tumor,

GIST）。其中比例最高的是类基底细胞癌，约占食管肿瘤的2%，其他组织型的发生率更低。因此，它们在食管肿瘤中的比例较低，甚至可以说极为罕见。因此在日常诊疗中遇到的概率较低，难以捕捉其临床病理影像。因此，本文以对除鳞状细胞癌和腺癌以外的比较罕见的食管肿瘤的诊疗提供有用的信息为目的，列举了作为特殊的食管肿瘤的类基底细胞癌、癌肉瘤、腺鳞状细胞癌、神经内分泌细胞癌、黏液表皮癌，针对其临床病理学特征整理最新知识来进行解说。

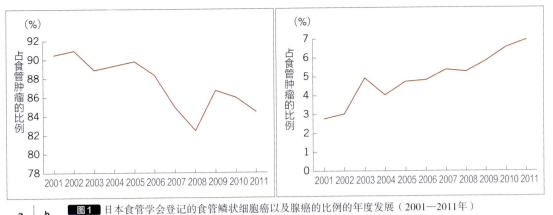

图1 日本食管学会登记的食管鳞状细胞癌以及腺癌的比例的年度发展（2001—2011年）
a 鳞状细胞癌的比例的年度发展
b 腺癌（包括Barrett腺癌）的比例的年度发展〔a,b都是以文献的数据为基础制图〕

特殊的食管肿瘤的最近的动向

从日本食管学会登记的2001—2011年被切除数据来看，在这11年间，类基底细胞癌的比例增加了约2倍，而其他的癌肉瘤、腺鳞状细胞癌、神经内分泌细胞癌、黏液表皮癌、腺样囊性癌则基本持平（**图2**）。这可能是由于一般的病理医生也能够很好地识别并诊断类基底细胞癌。

像这样特殊食管肿瘤的发生是比较罕见的，根据目前能得到的数据，我们试着推算了一下在日本的发生数量。前述的日本食管学会统计的最新数据是2011年治疗的食管肿瘤，其登记数为4 147例，而根据2015年版癌症统计推算食管癌罹患数（2011年）为23 119例（男性19 728例，女性3 391例）。也就是说，在日本食管学会登记的病例约占全体的18%。根据该数据推算日本1年内发生的各组织型的数量为鳞状细胞癌19 523例，腺癌1 606例，类基底细胞癌452例，腺鳞状细胞癌173例，癌肉瘤162例，恶性黑色素瘤89例，神经内分泌细胞癌84例，黏液表皮癌17例，腺样囊性癌11例。

特殊型上皮性肿瘤的临床病理学特征

关于具有代表性的特殊型上皮性肿瘤，根据目前报告的知识，将各个肿瘤的好发年龄、性别、部位、典型的临床病理像等特征按发生

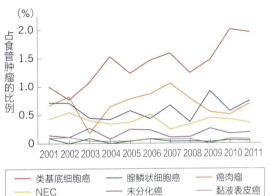

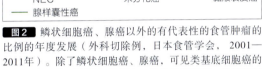

图2 鳞状细胞癌、腺癌以外的有代表性的食管肿瘤的比例的年度发展（外科切除例，日本食管学会，2001—2011年）。除了鳞状细胞癌、腺癌，可见类基底细胞癌的比例最高，有逐渐增加的倾向。接着是癌肉瘤、腺鳞状细胞癌、神经内分泌细胞癌（NEC）、未分化癌、黏液表皮癌、腺样囊性癌。NEC：neuroendocrine carcinoma〔以文献的数据为基础制图〕

率的高低顺序进行解说。

1. 类基底细胞癌

类基底细胞癌可以说是鳞状细胞癌的亚型之一的肿瘤。过去称为基底细胞癌，20世纪80年代开始称为类基底细胞癌。在WHO分类中，从2000年出版的第3版开始作为食管肿瘤的组织型被记载并普及。类基底细胞癌被认为占所有食管肿瘤的0.4%~3.6%，而日本食管学会的登记数据显示，虽然有逐渐增加的趋势，但其发生率仅为0.8%~2%。

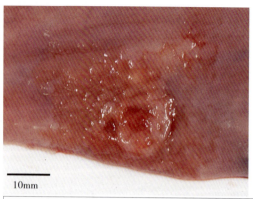

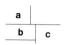

10mm

图3 类基底细胞癌（浅表癌）的病理组织像
a 宏观像。在显示表面凹凸的隆起性病变的类基底癌成分的周围可见显示上皮内进展的鳞状细胞癌。
b 类基底细胞癌的弱放大像（HE染色）。右侧可见隆起型的类基底细胞癌（BSC），在黏膜下层浸润。发现与类基底细胞癌邻接的鳞状细胞癌（SSC），也可见上皮内进展像。BSC：basaloid squamous carcinoma；SCC：squamous cell carcinoma。
c b的绿色框部放大像（HE染色）与右侧的显示隆起型的类基底细胞癌成分邻接，左侧可见鳞状细胞癌成分。

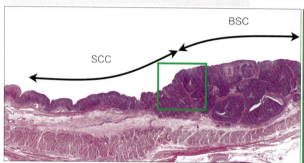

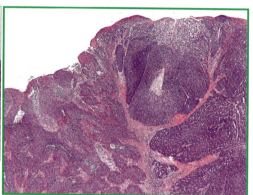

作为临床病理学特征，平均发病年龄为64岁（年龄分布为42～87岁），男女比例为6.8：1，与普通鳞状细胞癌基本相同。好发部位以胸部食管中段最多，其次在胸部食管下段多发。宏观形态上，浸润深度到达黏膜下层的浅表癌通常显示隆起性（**图3**），显示扁平隆起、上皮下肿瘤、息肉样隆起（**图3a**）。

早期肿瘤有时会被非肿瘤性的多层扁平上皮或鳞状细胞癌覆盖，肉眼可以看到凹凸，但表面覆盖着比较光滑的上皮。肿瘤在增殖的同时，常常形成溃疡，呈现食管狭窄。即使晚期癌，也有很多是隆起性病变。另外，肿瘤常与鳞状细胞癌并存（**图3b、c**）。

在病理组织学上，与基底细胞类似的 N/C 比（nuclear cytoplasmic ratio）高的小型细胞呈充实胞巢乃至索状增殖（**图4a**），有时形成不规则的腺样和小囊胞样构造。在充实性胞巢内，未见肿瘤细胞分化成角化细胞。核异型强，

多散见核分裂相。癌胞巢内，胞巢间可见玻璃样的嗜酸性沉积物。考虑这是源自基底膜样物质，高碘酸希夫（periodic acid-Schiff，PAS）阳性（**图4b**），免疫染色也显示Ⅳ型胶原蛋白（**图4c**），层粘连蛋白阳性。另外，也有报告显示腺癌成分和神经内分泌细胞肿瘤成分并存的病例，提示类基底细胞癌和具有多分化潜能的细胞成分密切相关。

关于晚期癌的预后，有报告指出，类基底细胞癌的预后比鳞状细胞癌差，另一方面也有报告指出两者的预后没有显著差异。也有很多报告称虽然相比高分化鳞状细胞癌预后不良，但与低分化鳞状细胞癌几乎相同。但是，如果局限于壁浸润深度达到黏膜下层的浅表癌，类基底细胞癌的淋巴结转移率明显低，不能说是预后不良。这是由于类基底细胞癌在形成充实性胞巢的同时具有膨胀性发育的倾向，不像鳞状细胞癌那样表现出浸润性增殖。

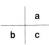

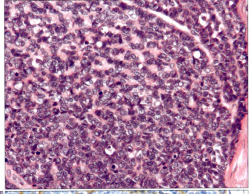

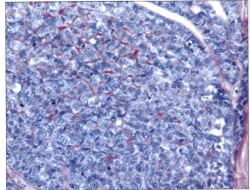
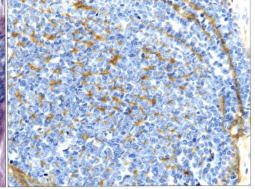

图4 类基底细胞癌的病理组织像

a 高倍放大像（HE 染色）。N/C 比高的肿瘤细胞呈索状，充实性增殖。在肿瘤内，肿瘤边缘可见基底膜样物质。

b 癌胞巢内，胞巢间的基底膜样物质（PAS 染色）。可见胞巢内的 PAS 阳性的玻璃样的嗜酸性沉淀物、胞巢间的基底膜样物质。

c 使用抗 Ⅳ 型胶原蛋白抗体的免疫染色像。发现癌细胞间的阳性像。

　　关于类基底细胞癌的恶性程度，需要通过积累大量实例的分析进行讨论。

2. 癌肉瘤

　　癌肉瘤是由鳞状细胞癌成分和纺锤形的肉瘤样肿瘤细胞成分构成的肿瘤。癌肉瘤占所有食管肿瘤的 0.5%~1.8%，但日本食管学会的登记数据显示其发生率为 0.1%~1.1%。除了癌肉瘤（carcinosarcoma）之外，还有以肉瘤样癌（sarcomatoid carcinoma）、假性肉瘤（pseudosarcoma）、假肉瘤样鳞状细胞癌（pseudosarcomatous squamous cell carcinoma）、梭形细胞癌（spindle cell carcinoma）等名称发表的报告。

　　作为临床病理学特征，发病年龄平均为 62 岁（年龄分布为 26~86 岁），男女比例为 8.4∶1，易发部位为食管中段（全体的 57%），其次为食管下段（24%），平均大小为 7.4（1.5~18）cm。几乎 90% 的患者会述说症状，与其他癌症相比有症状的比例高。

　　癌肉瘤有向食管内腔以突出的方式增殖的倾向（**图5**），易出症状，由于能在早期发现，比一般的鳞状细胞癌预后良好。但据报告，淋巴结转移率与一般的鳞状细胞癌没有太大差异。有时隆起性病变部周围会伴有浅表性的扁平上皮的进展。因为从隆起的头部进行的活检可能只有坏死组织，所以需要从隆起的隆起部位、头部较深的部位进行取样。也应该考虑来自隆起部周围的显示浅表性进展的部位的活检。

　　癌肉瘤在组织学上由上皮性的癌成分和肉瘤样病变构成（**图6a**）。癌成分通常是鳞状细胞癌，细胞角蛋白（cytokeratin，CK）显示阳性（**图6b**），而肉瘤样成分显示波形蛋白（vimentin）阳性（**图6c**），但有时也显示 CK 阳性。另外，肉瘤样成分也显示 p63 阳性（**图6d**）。根据各成分的比例来规定宏观型，肉瘤样成分占优势则显示隆起型，癌成分占优势则显示一般的

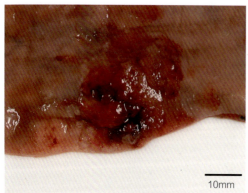

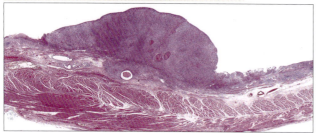

图5 癌肉瘤的病理组织像
a 宏观像。发现隆起型的癌肉瘤。肿瘤表面为不规则的凹凸。肿瘤周围发现进展上皮内的鳞状细胞癌成分。
b 弱放大像（HE染色）。确认在圆顶状隆起的癌肉瘤成分的周围有进展上皮内的鳞状细胞癌。

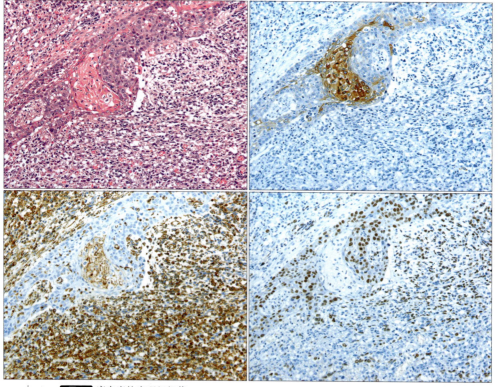

图6 癌肉瘤的病理组织像
a 癌肉瘤的高倍放大像（HE染色）。在鳞状细胞癌的周围由纺锤形细胞构成的肉瘤样成分正在增殖。
b 抗CK抗体（克隆AE1/AE3）的免疫染色（核染色，苏木素）。鳞状细胞癌成分CK显示阳性。
c 抗波形蛋白（vimentin）抗体的免疫染色（核染色，苏木素）。确认肉瘤样成分有阳性像。
d 抗p63抗体免疫染色（核染色，苏木素）。鳞状细胞癌成分、肉瘤样成分都在肿瘤细胞核显示p63阳性像。

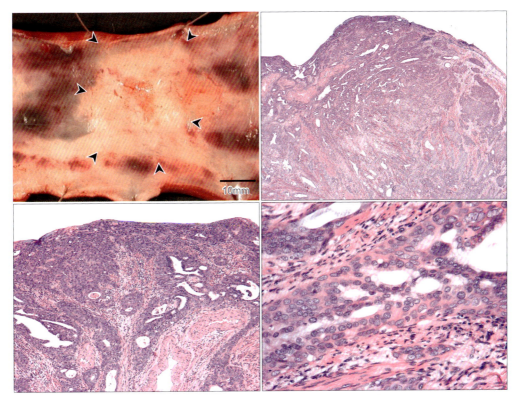

<table>
<tr><td>a</td><td>b</td></tr>
<tr><td>c</td><td>d</td></tr>
</table>

图7 腺鳞状细胞癌的病理组织像（埼玉医科大学综合医疗中心病例）

a 腺鳞状细胞癌的宏观像。中心有可见凹陷的隆起性病变（黑色箭头），在宏观上与一般型的鳞状细胞癌的鉴别困难。

b 弱放大像（HE染色）。可见左侧显示管腔形成的腺癌成分，右侧优位显示充实性增殖的鳞状细胞癌。

c 中放大像（HE染色）。确认腺癌成分和鳞状细胞癌成分混合存在。

d 腺癌成分的高倍放大像（HE染色）。在内腔侧，从有着黏液的立方到圆柱上皮管腔的形成。

溃疡型。用电子显微镜观察，肉瘤样成分中也可见上皮性的张力性纤维（tonofilamen）和细胞间的连接（junction）的超微细结构。作为组织发生，从癌成分的转化变化而引起肉瘤样成分出现的说法被认为是有力的，也就是说，所谓的癌肉瘤的肉瘤样成分源自上皮。但是，也存在分化成骨肉瘤、软骨肉瘤、平滑肌瘤等肿瘤，这些被认为是真正的癌肉瘤。

癌肉瘤有向食管内腔突出的倾向，所以症状能够早期发现，淋巴结转移率也低，比一般的鳞状细胞癌预后良好。实际上，5 年生存率也高达 40%~48%，比其他肿瘤高。

3. 腺鳞状细胞癌

腺鳞状细胞癌由腺癌和鳞状细胞癌两种成分构成，是容易辨认出各自成分的癌。当其中一种成分在 20% 以下时，以占大范围的图像为主诊断，只附加占小范围的图像。据报告，腺鳞状细胞癌占所有食管肿瘤的 0.37%~1.0%，与日本食管学会登记数据的发生率 0.4%~0.9% 基本相同。

平均年龄为 61 岁（年龄分布为 39~85岁），男女比例为（4.1~8.1）：1。肿瘤的占据部位以食管中段最多（56%~78%），食管下段（14%~33%）、食管上段紧随其后。

宏观型多呈现 2~3 型的形态，在宏观上很难与一般型鳞状细胞癌相鉴别（**图7a**）。在壁浸润深度至黏膜下层的浅表型中，小隆起和凹陷混合存在。病理组织学上，腺癌成分和鳞

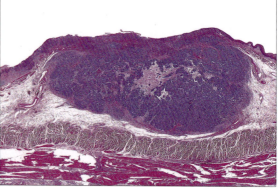

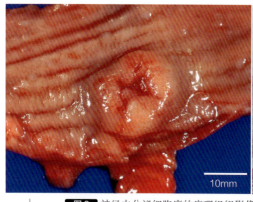 a | b

图8 神经内分泌细胞癌的病理组织影像
a 浅表型神经内分泌细胞癌的宏观像。
b 弱放大像（HE染色）。虽然以黏膜下层为主体，神经内分泌细胞癌膨胀性地增殖，但黏膜层被鳞状细胞癌所覆盖。

10mm

状细胞癌成分发生冲突，呈现复杂的形态（**图7b**）。也可见腺癌成分和鳞状细胞癌成分混合存在的部位（**图7c**）。腺癌成分呈现管状腺癌的形态，一部分的肿瘤可见从有着黏液的立方到圆柱上皮的管腔形成（**图7d**）。活检多诊断为鳞状细胞癌。

腺鳞状细胞癌表现出与低分化鳞状细胞癌同样的恶性程度。关于预后，5年生存率为12.8%～63.6%，不同报告者差异较大。

4. 神经内分泌细胞肿瘤

神经内分泌细胞肿瘤包括类癌和神经内分泌细胞癌。由于食管类癌是极为少见的，所以在此介绍神经内分泌细胞癌。在日本食管学会的登记中占所有食管肿瘤的0.2%～0.6%。文献的报告中指出占所有食管肿瘤的0.8%～3.8%。

发病年龄平均为56～69岁（年龄分布为30～79岁），男女比例为（3.2～3.7）:1，与一般的鳞状细胞癌相比男性的比例并不高。占据部位以食管中段最多（52%～57%），其次是食管下段（32%～38%）。宏观型最多的是溃疡局限型（48%），其次是隆起型（31%），以及伴有中心凹陷的隆起型。平均肿瘤直径为5.8～7.3cm，诊断时在病情发展的状态下被发现，但最近也有早期发现的病例。

在宏观上，一般是显示上皮下发育的肿瘤和显示陡峭的上升并在中心有凹陷的肿瘤（**图8**）。

这种发育增殖方式与类基底细胞癌、癌肉瘤、恶性黑色素瘤有共通点，需要与这些肿瘤进行鉴别。

在组织学上，肿瘤细胞为小型～中型，有富含染色质的圆形～短纺锤形核，核小体不明显。N/C比高，具有裸核样乃至弱嗜酸性细胞质，大小比较均匀的细胞成薄板状，内部结节状增殖（**图9a**）。有时在胞巢内显示莲座丛样和小腺腔样构造。脉管浸润是高度的，诊断时很多病例已经出现淋巴结转移。根据肿瘤细胞的大小可分为小细胞型（small cell type）和非小细胞型（large cell type）。为了确定诊断，需要通过免疫染色确认嗜铬粒蛋白A（chromogranin A）（**图9b**）、突触素（synaptophysin）（**图9c**）、CD56（**图9d**）等（神经）内分泌标志物的阳性反应。这个肿瘤屡屡可见鳞状细胞癌成分和腺癌成分的并存（**图10**）。神经内分泌细胞癌恶性程度高，5年生存率为5%～25%，比一般的鳞状细胞癌预后不良。

5. 黏液表皮癌

黏液表皮癌是在鳞状细胞癌的一部分中包括含有黏液细胞的癌，一般否认有清晰的腺管形成。含有黏液的腺癌细胞为杯细胞或者是印戒细胞型，黏液有时在细胞间和间质流出。黏液表皮癌，Hagiwara等报告占所有食管肿瘤的2.9%，Chen等报告占所有食管肿瘤的0.85%，

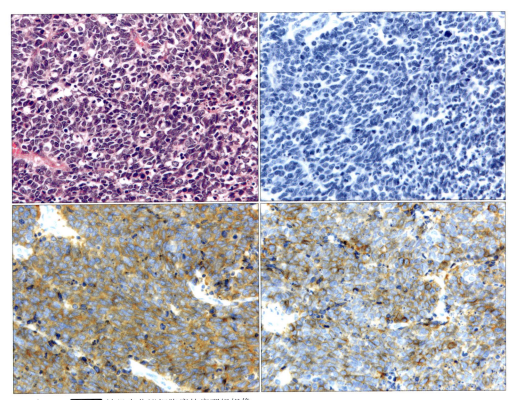

a	b
c	d

图9 神经内分泌细胞癌的病理组织像

a 高倍放大像（HE染色）。N/C比高的肿瘤细胞在密集增殖。

b 使用抗嗜铬粒蛋白A（chromogranin A）抗体的免疫染色（核染色，苏木素）。肿瘤细胞显示阴性。

c 使用抗突触素（synaptophysin）抗体的免疫染色（核染色，苏木素）。肿瘤细胞胞体显示弥漫性阳性像。

d 使用抗CD56抗体的免疫染色（核染色，苏木素）。在细胞肿瘤的细胞膜、胞体显示阳性像。

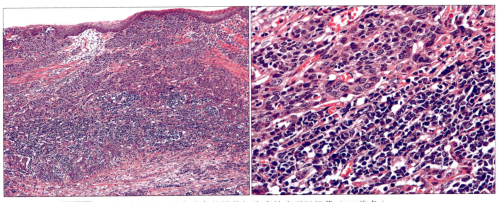

a	b

图10 与神经内分泌细胞癌并存的鳞状细胞癌的病理组织像（HE染色）

a 从黏膜层到黏膜下层在增殖的鳞状细胞癌之间，并存着神经内分泌细胞癌。

b 鳞状细胞癌（左上）和神经内分泌细胞癌（右下）相邻存在。

但在日本食管学会的登记中，这一比例为0.1%，是极为罕见的肿瘤。

平均年龄为58~62岁（年龄分布为40~92岁），男女比例为（3~3.2）：1，不像一般的鳞状细胞癌那样男性的比例高。

Kumagai 等对 125 例黏液表皮癌进行文献

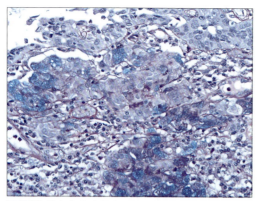

图11 黏液表皮癌的病理组织像［埼玉医科大学综合医疗中心病例，阿尔新蓝（Alcian blue）–PAS染色］。在癌组织内，主要分散着有阿尔新蓝（Alcian blue）阳性的黏液的肿瘤细胞

研究的分析结果显示，易发部位为食管中段（60%），其次为食管下段（28%）和食管上段。确认淋巴结转移占晚期癌（pT2~4）的54%，占浅表癌（pT1）的21%。

在组织学上，其特征是在鳞状细胞癌中有黏液的杯状细胞的肿瘤细胞的散布像（**图11**）。在组织发生方面，有黏液源自固有食管腺和源自鳞状细胞癌的说法。关于预后，也有报告说其患者比一般的鳞状细胞癌患者平均寿命短，是恶性程度高的肿瘤。淋巴结转移、男性是预后不良的预测因素。

总结

将上述各肿瘤的临床病理学特征以表格的形式总结出来，请参考**表1**。本文所述的食管肿瘤中存在预后不良的肿瘤和治疗方法与其他肿瘤不同的肿瘤，所以在诊断一般的鳞状细胞癌和腺癌时，也要时常考虑特殊肿瘤并存的可能性来检查是很重要的。本文如果能对这些肿瘤的诊疗起到一定作用的话，笔者将十分荣幸。

表1 特殊的食管肿瘤的临床病理学事项的比较和整理*

比较项目	类基底细胞癌	癌肉瘤	腺鳞状细胞癌	神经内分泌细胞癌	黏液表皮癌
在日本的发现率**	0.8%~2.0%	0.1%~1.1%	0.4%~0.9%	0.2%~0.6%	0.1%
文献中的发现率	0.4%~3.6%	0.5%~1.8%	0.37%~1.0%	0.8%~3.8%	0.85%~2.9%
平均年龄（分布）	64（42~87）岁	62（26~86）岁	61（39~85）岁	56~69（30~79）岁	58~62（40~92）岁
男女比例（男：女）	6.8：1	8.4：1	（4.1~8.1）：1	（3.2~3.7）：1	（3~3.2）：1
发生部位	中段（49%~58%）>下段（21%~41%）	中段（57%）>下段（34%）	中段（56%~78%）>下段（14%~33%）	中段（52%~57%）>下段（32%~38%）	中段（60%）>下段（28%）
平均大小（分布）	4.4（0.2~13）cm	7.4（1.5~18）cm	4.0（2.0~10）cm	5.8（1.2~15.5）cm	4.0（1.5~19.8）cm
宏观型的特征	圆顶状隆起型，表面小结节性，黏膜下肿瘤样	息肉样隆起	与一般的鳞状细胞癌相同	溃疡形成（48%）息肉样（31%）	与一般的鳞状细胞癌相同
病理组织学的特征	基底膜样物质沉淀有小腺腔，小囊胞形成	癌成分和肉瘤样成分的并存	鳞状细胞癌成分和腺癌成分的并存（各自20%以上）	约90%是小细胞型，80%有鳞状细胞癌的并存	散在含有黏液细胞无明显的腺腔形成
中位生存期	12~32个月	43.5个月	9.6~44.4个月	18~28.5个月	11~19个月
5年生存率	12%~42%	40%~48%	12.8%~63.6%	5%~25%	15%~36.5%
与鳞状细胞癌的预后的比较	与低分化鳞状细胞癌基本相同	较鳞状细胞癌良好	与低分化鳞状细胞癌基本相同	预后不良	较鳞状细胞癌不良

*：包括引用文献，详细请参照本文；**：显示在日本食管学会登记的占食管肿瘤的比例，文献[1]~[11]。

参考文献

[1] Ozawa S, Tachimori Y, Baba H, et al. Comprehensive registry of esophageal cancer in Japan, 2001. Esophagus 6:95-110, 2009.

[2] Ozawa S, Tachimori Y, Baba H, et al. Comprehensive registry of esophageal cancer in Japan, 2002. Esophagus 7:7-22, 2010.

[3] Ozawa S, Tachimori Y, Baba H, et al. Comprehensive Registry of Esophageal Cancer in Japan, 2003. Esophagus 8:9-29, 2011.

[4] Ozawa S, Tachimori Y, Baba H, et al. Comprehensive registry of esophageal cancer in Japan, 2004. Esophagus 9:75-98, 2012.

[5] Tachimori Y, Ozawa S, Fujishiro M, et al. Comprehensive registry of esophageal cancer in Japan, 2005. Esophagus 11:1-20, 2014.

[6] Tachimori Y, Ozawa S, Fujishiro M, et al. Comprehensive registry of esophageal cancer in Japan, 2006. Esophagus 11:21-47, 2014.

[7] Tachimori Y, Ozawa S, Numasaki H, et al. Comprehensive registry of esophageal cancer in Japan, 2007. Esophagus 12:101-129, 2015.

[8] Tachimori Y, Ozawa S, Numasaki H, et al. Comprehensive registry of esophageal cancer in Japan, 2008. Esophagus 12:130-157, 2015.

[9] Tachimori Y, Ozawa S, Numasaki H, et al. Comprehensive registry of esophageal cancer in Japan, 2009. Esophagus 13:110-137, 2016.

[10] Tachimori Y, Ozawa S, Numasaki H, et al. Comprehensive registry of esophageal cancer in Japan, 2010. Esophagus 14:189-214, 2017.

[11] Tachimori Y, Ozawa S, Numasaki H, et al. Comprehensive registry of esophageal cancer in Japan, 2011. Esophagus 15:127-152, 2018.

[12] がんの統計編集委員会(編). がんの統計2015年版. 公益財団法人がん研究振興財団, 2016.

[13] Arai T, Aida J, Nakamura K-I, et al. Clinicopathologic characteristics of basaloid squamous carcinoma of the esophagus. Esophagus 8:169-177, 2011.

[14] Cho KJ, Jang JJ, Lee SS, et al. Basaloid squamous carcinoma of the oesophagus:a distinct neoplasm with multipotential differentiation. Histopathology 36:331-340, 2000.

[15] Lam KY, Law S, Luk JM, et al. Oesophageal basaloid squamous cell carcinoma:a unique clinicopathological entity with telomerase activity as a prognostic indicator. J Pathol 195:435-442, 2001.

[16] Zhang BH, Cheng GY, Xue Q, et al. Clinical outcomes of basaloid squamous cell carcinoma of the esophagus:a retrospective analysis of 142 cases. Asian Pac J Cancer Prev 14:1889-1894, 2013.

[17] Salami A, Abbas AE, Petrov R, et al. Comparative Analysis of Clinical, Treatment, and Survival Characteristics of Basaloid and Squamous Cell Carcinoma of the Esophagus. J Am Coll Surg 226:1086-1092, 2018.

[18] Chen SB, Weng HR, Wang G, et al. Basaloid squamous cell carcinoma of the esophagus. J Cancer Res Clin Oncol 138:1165-1171, 2012.

[19] Imamhasan A, Mitomi H, Saito T, et al. Immunohistochemical and oncogenetic analyses of the esophageal basaloid squamous cell carcinoma in comparison with conventional squamous cell carcinomas. Hum Pathol 43:2012-2023, 2012.

[20] Oguma J, Ozawa S, Kazuno A, et al. Clinicopathological features of superficial basaloid squamous cell carcinoma of the esophagus. Dis Esophagus 30:1-5, 2017.

[21] Chino O, Kijima H, Shimada H, et al. Clinicopathological studies of esophageal carcinosarcoma:analyses of its morphological characteristics using endoscopic, histological, and immunohistochemical procedures. Endoscopy 32:706-711, 2000.

[22] Schizas D, Mastoraki A, Bagias G, et al. Carcinosarcomas of the esophagus:systematic review of a rare nosologic entity. J BUON 23:1432-1438, 2018.

[23] Harada H, Hosoda K, Moriya H, et al. Carcinosarcoma of the esophagus:A report of 6 cases associated with zinc finger E-box-binding homeobox 1 expression. Oncol Lett 17:578-586, 2019.

[24] 日本食道学会(編). 臨床・病理食道癌取扱い規約, 第11版. 金原出版, 2015.

[25] Raza MA, Mazzara PF. Sarcomatoid carcinoma of esophagus. Arch Pathol Lab Med 135:945-948, 2011.

[26] Lewin KJ, Appelman HD. Special variants of squamous cell carcinoma. In Lewin KJ, Appelman HD, (eds). Tumors of the Esophagus and Stomach. Atlas of Tumor Pathology, 3rd series, fascicle 18. Armed Forces Institute of Pathology, Washington DC, pp 83-91, 1996.

[27] Wang L, Lin Y, Long H, et al. Esophageal carcinosarcoma:a unique entity with better prognosis. Ann Surg Oncol 20:997-1004, 2013.

[28] Zhang HD, Chen CG, Gao YY, et al. Primary esophageal adenosquamous carcinoma:a retrospective analysis of 24 cases. Dis Esophagus 27:783-789, 2014.

[29] Ni PZ, Yang YS, Hu WP, et al. Primary adenosquamous carcinoma of the esophagus:an analysis of 39 cases. J Thorac Dis 8:2689-2696, 2016.

[30] Yachida S, Nakanishi Y, Shimoda T, et al. Adenosquamous carcinoma of the esophagus. Clinicopathologic study of 18 cases. Oncology 66:218-225, 2004.

[31] Evans M, Liu Y, Chen C, et al. Adenosquamous carcinoma of the esophagus:an NCDB-based investigation on comparative features and overall survival in a rare tumor. Oncology 93:336-342, 2017.

[32] Chen SB, Weng HR, Wang G, et al. Primary adenosquamous carcinoma of the esophagus. World J Gastroenterol 19:8382-8390, 2013.

[33] Huang Q, Wu H, Nie L, et al. Primary high-grade neuroendocrine carcinoma of the esophagus:a clinicopathologic and immunohistochemical study of 42 resection cases. Am J Surg Pathol 37:467-483, 2013.

[34] Yun JP, Zhang MF, Hou JH, et al. Primary small cell carcinoma of the esophagus:clinicopathological and immunohistochemical features of 21 cases. BMC Cancer 7:38, 2007.

[35] Tustumi F, Takeda FR, Uema RH, et al. Primary neuroendocrine neoplasm of the esophagus—Report of 14 cases from a single institute and review of the literature. Arq Gastroenterol 54:4-10, 2017.

[36] Egashira A, Morita M, Kumagai R, et al. Neuroendocrine carcinoma of the esophagus:Clinicopathological and immunohistochemical features of 14 cases. PLoS One 12:e0173501, 2017.

[37] Hagiwara N, Tajiri T, Tajiri T, et al. Biological behavior of mucoepidermoid carcinoma of the esophagus. J Nippon Med Sch 70:401-407, 2003.

[38] Chen S, Chen Y, Yang J, et al. Primary mucoepidermoid

carcinoma of the esophagus. J Thorac Oncol   6:1426-1431, 2011.

[39]Kumagai Y, Ishiguro T, Kuwabara K, et al. Primary mucoepidermoid carcinoma of the esophagus : review of the literature. Esophagus   11:81-88, 2014.

Summary

Clinicopathological Characteristics of the Special Type of Esophageal Tumors

Tomio Arai[1], Naoko Inoshita,
Keisuke Nonaka, Mototsune Kakizaki,
Shoichiro Takakuma, Akiko Komatsu,
Junko Aida[2], Toshiyuki Ishiwata,
Kaiyo Takubo, Miho Matsukawa[3],
Satoko Uegaki[4], Nobuo Kanazawa[5],
Koujiro Kuroiwa, Yoichi Kumagai[6],
Hideyuki Ishida

Herein, we described the clinicopathological characteristics of esophageal tumors including basaloid squamous carcinoma, carcinosarcoma, adenosquamous carcinoma, neuroendocrine carcinoma, and mucoepidermoid carcinoma, except for squamous cell carcinoma and adenocarcinoma. These tumors are relatively rare, accounting for <10% of all esophageal tumors. These tumors show histopathological diversity, and they frequently coexist with squamous cell carcinoma or adenocarcinoma. Therefore, biopsy may not lead to a final diagnosis, and it is sometimes difficult to make a correct diagnosis before treatment. However, given the different characteristics of each tumor, it is important to diagnose these carefully based on resected specimens to administer appropriate treatment.

[1]Departments of Pathology, Tokyo Metropolitan Geriatric Hospital, Tokyo.

[2]Research Team for Geriatric Pathology, Tokyo Metropolitan Institute of Gerontology, Tokyo.

[3]Departments of Endoscopy, Tokyo Metropolitan Geriatric Hospital, Tokyo.

[4]Departments of Gastroenterology, Tokyo Metropolitan Geriatric Hospital, Tokyo.

[5]Departments of Surgery, Tokyo Metropolitan Geriatric Hospital, Tokyo.

[6]Department of Digestive Tract and General Surgery, Saitama Medical Center, Saitama Medical University, Kawagoe, Saitama, Japan.

特殊的食管肿瘤的 X 线诊断

小田 丈二 [1]

入口 阳介

水谷 胜

富野 泰弘

山里 哲郎

依光 展和

园田 隆贺

大岛 奈奈

岸 大辅

清水 孝悦

桥本 真纪子

中河原 亚希子

山村 彰彦 [2]

细井 董三 [1]

摘要●作为特殊的食管肿瘤，关于类基底细胞（鳞状）癌、食管癌肉瘤、腺鳞状细胞癌、黏液表皮癌、腺样囊性癌、内分泌肿瘤/内分泌细胞癌、未分化癌、恶性黑色素瘤，以X线诊断为主进行了叙述，每一种都是极为罕见的疾病。另外，由于在宏观上有显示隆起的倾向，因此有必要观察隆起的上升状态、隆起的基部的形状、隆起的形态、表面的性状、上皮内进展的有无等。由于在X线诊断中形态上的把握很重要，因此有必要一边想象形态的特征一边进行鉴别诊断。

关键词　X 线诊断　食管恶性肿瘤　特殊组织型食管肿瘤

[1] 東京都がん検診センター消化器内科　〒183-0042 東京都府中市武蔵台 2 丁目 9-2
　　E-mail：johjioda@gmail.com
[2] 同　検査科

简介

日本的食管恶性肿瘤几乎都是鳞状细胞癌，但偶尔也会遇到特殊组织型食管肿瘤。然而，由于病例数较少，很难明确其临床特征，仅凭在单一机构经治的病例进行评估也存在局限性。因此，也参考了过去在《胃与肠》系列和相关书籍中记载的特殊型食管肿瘤的 X 线影像，接触没怎么遇到过的特殊的食管肿瘤的影像，迫切地想了解其形态的特征。为了尽可能地寻找接近病变初期像的状态，将以浅表癌的 X 线诊断为主进行叙述，也提到了与发育成晚期癌的状态的比较。另外，在此次讨论中，非上皮性肿瘤、良性肿瘤以及 Barrett 食管癌被排除在对象之外。

特殊的食管肿瘤的X线诊断

1. 类基底细胞（扁平上皮）癌 [basaloid（-squamous）carcinoma，B（S）C]

类似基底细胞的小型细胞以黏膜下层为中心，呈充实胞巢或索状增殖，有时形成不规则的腺样、小囊胞样构造。在上皮内，多有鳞状细胞癌，在内部有时也会伴有鳞状细胞癌。其发现率很低，仅为食管癌切除例的 1.7%。浅表癌的肉眼形态的特征是黏膜下肿瘤（submucosal tumor，SMT）样的平缓的隆起性病变，表面形状光滑，被正常上皮覆盖，但也有呈凹凸不平的分叶状，顶部多有糜烂、溃疡。

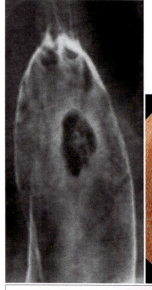

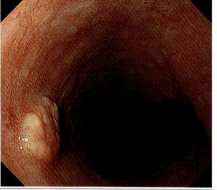

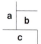

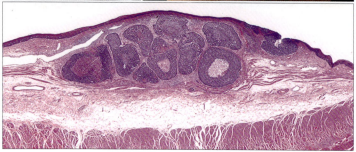

图1 ［病例1］
a 食管X线造影像。
b 碘染色像。
c 病理组织放大像。
〔转载自"高木靖宽，他.隆起型食道
腫瘍の鑑別診断—X線を中心に.胃と
腸 48：279-291,2013"（［病例3］**a**：图
3a；**b**：图3c；**c**：图3e）〕

另外，多伴有上皮内进展。X线造影像为
0-Ⅰs型或0-Ⅰp型，进一步发展为2型、3型。
这是一种上升缓慢的隆起性病变，表面覆盖着
正常上皮，所以很平滑，但由于多数情况下顶
部有浅的凹陷，形成溃疡，所以观察隆起顶部
是否正常是很重要的。在上皮下形成大小不一
的充实性的癌胞巢，因此多呈多结节状的隆起
性状。另外，伴随上皮内进展的情况也很多，
因此也需要注意周围黏膜的观察。

［**病例1**］ 10mm×7mm，pT1b-SM1（120μm）
病变。

这是在病变比较小的时候就开始SM浸润
的病变。X线造影像（**图1a**）中呈现出缓慢上
升的SMT样隆起，表面平滑，但顶部有不规则
的阴影斑。从内镜像（**图1b**）可以看到表面的
凹凸，看起来像是形成了浅的凹陷，考虑可能

是因为在上皮下形成了大小不一的类圆形的实
性的癌胞巢（**图1c**）。

［**病例2**］ 60多岁男性，33mm×18mm，
0-Ⅰp型，pT1b-SM1病变。

从X线造影像（**图2a、b**）来看，是存在
于胸部食管上中段（Ut、Mt）前壁侧、大小大
于30mm的分叶状且凹凸不平的亚蒂性隆起性
病变。表面性状比较平滑，被正常上皮所覆盖。
由于是比较大的隆起，不能观察到基部附近的
黏膜，无法指出明显的上皮内进展。内镜像（**图
2c**）中是亚蒂性的隆起性病变，被碘染色（**图
2d**），是以上皮下为主发生的病变。切除标本
断面像和放大像见**图2e、f**。是0-Ⅰp型的病
变。诊断为pT1b-SM1，pN0，BSC。

2. 食管癌肉瘤（carcinosarcoma）

是具有间叶系性质的伴有纺锤形或多形性

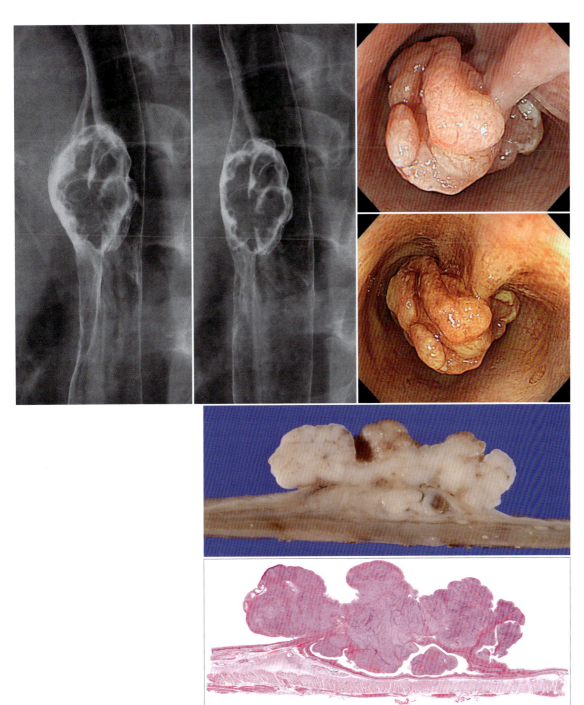

图2 ［病例2］

a 食管X线造影像。发现分叶状的隆起性病变。
b 食管X线造影像。发现亚蒂性的隆起性病变。
c 一般内镜像。
d 碘染色像。亚蒂性的病变被碘染色。
e 断面像。
f 放大像。

肿瘤细胞的癌瘤的总称。其发现率很低，只占所有食管癌的0.2%~2.8%。作为宏观的特征，是在食管内腔突出的有蒂性的隆起型肿瘤，多纵形生长。隆起部呈结节状或分叶状，表面光滑，随着生长会伴有糜烂和溃疡形成。另外，隆起周围多伴有鳞状细胞癌的上皮层进展也是其特征。在X线影像上看到有蒂性或亚蒂性的表面平滑的突出至内腔的息肉状隆起性病变时，可怀疑是本疾病。这时，如果能在隆起周围观察到怀疑上皮层进展的话，则有助于鉴别，但隆起较大时，对隆起周围黏膜的观察较困难，因此需要注意。

作为参考，好发于比鳞状细胞癌患者稍微年轻（50~60岁）的男性，胸部食管中段（Mt），其次胸部食管下段（Lt）为好发部位。根据隆起的大小容易被诊断为晚期癌，但实际上多为浅表癌。有蒂性~亚蒂性的病变也有必要注意由于侧面变形导致浸润深度诊断不明确。发展的话，会变成2型、3型病变，但SMT样的隆起和伴有上皮内浸润等与浅表癌是相同的。

[病例3] 50多岁，男性。50mm×22mm，0-Ⅰp+Ⅱc型，pT1b-SM1病变。

在X线造影影像中（图3a、b），发现在食管中段、食管上段前壁侧有亚蒂性的息肉状隆起性病变。隆起的表面光滑，未见粗大的结节和凹陷。无法观察与隆起的阴影重叠部分的黏膜，无法确认上皮内进展。包括病变部在内的食管壁伸展良好，没有观察到明显的浸润生长，浸润深度诊断为T1a-MM~T1b-SM1深度。在内镜像（图3c）中，可以看到在前壁侧有基部的亚蒂性病变，在隆起的基部附近可以看到被碘染色的部位（图3d）。病变的右壁侧有上皮内进展（图3e）。在新鲜切除标本（图3f）中，可以观察出是0-Ⅰp型的亚蒂性病变，伴有基部发红的上皮内进展。碘染色（图3g）的话，图3f所示的发红部呈碘不染。诊断为50mm×22mm，0-Ⅰp+Ⅱc型，pT1b-SM1，pN2，食管癌肉瘤（carcinosarcoma）。

[病例4] 40多岁女性。在X线造影中（图4a、b）确认食管上段、食管中段为2型的晚期癌。隆起病变呈SMT样。病变肛门侧伴有黏膜异常，怀疑上皮内进展（图4a，黄色箭头）。内镜像（图4c、d）中为2型病变。在切除标本固定后的碘染色（图4e）中可以看出周围伴有上皮内进展。隆起的顶部分裂，即使成为晚期癌形态，隆起病变也呈SMT样，并且伴有上皮内进展这一点与浅表癌相同。诊断为57mm×34mm，2+0-Ⅱc型，pT3，pN0，食管癌肉瘤（carcinosarcoma）。

3. 腺鳞状细胞癌（adenosquamous cell carcinoma）

由腺癌和鳞状细胞癌两种成分组成的癌，仅限于能清晰辨认各自成分的癌。但是，如果某一成分局限于极小的范围（大约20%以下），则以占大范围的影像为主要诊断，只对占小范围的影像进行附记。其发现率很少，只有0.6%。作为形态的特征，浅表癌为凹陷和隆起混合存在的形态（0-Ⅱc+Ⅱa或者是0-Ⅱc+Ⅰs），中央部或者是整体增厚时怀疑从黏膜固有层到黏膜下层有腺癌的浸润。腺癌成分存在于隆起部的根部附近，其周围的表层存在鳞状细胞癌。发展的话成2型、3型，无论是浅表癌还是晚期癌，都很难与一般的鳞状细胞癌进行鉴别。一般的0-Ⅱc型鳞状细胞癌的病变内的凹凸稍明显，在凹陷内部伴有增厚的情况下，可以鉴别为腺鳞状细胞癌，但不得不说实际上用X线影像很难诊断。

[病例5] 70多岁男性。

在X线造影第3斜位像（图5a）中，在食管下段发现后壁侧的边缘不规则和右壁侧的黏膜改变，内部平缓地隆起。在该部位虽然怀疑可能是SM浸润，但在X线诊断上与一般的鳞状细胞癌和腺鳞状细胞癌的鉴别很困难。在内镜像（图5b）中，平缓隆起的部位呈轻度红肿，周围有碘不染区域（图5c）的扩大。平缓的隆起部是由腺癌对黏膜下层的浸润导致的，但由于鳞状细胞癌广泛存在于表面，临床上很难与一般的鳞状细胞癌进行鉴别。

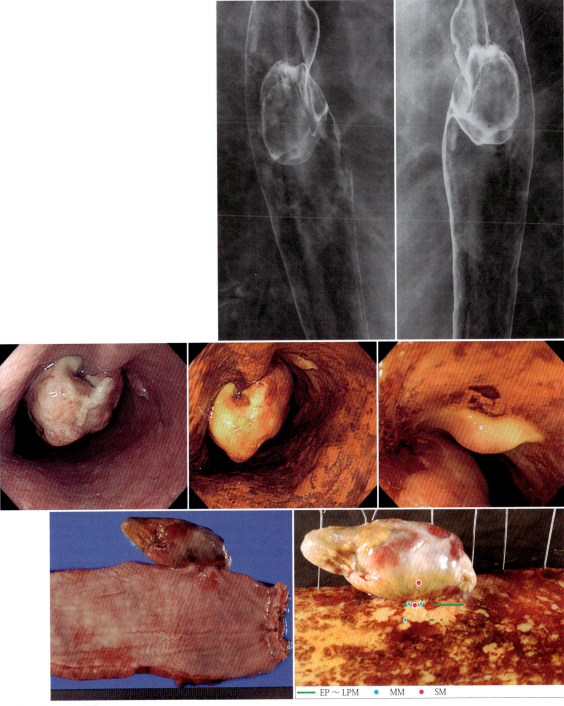

图3 ［病例3］

<table>
<tr><td>a</td><td>b</td></tr>
<tr><td>c</td><td>d</td><td>e</td></tr>
<tr><td>f</td><td>g</td></tr>
</table>

a　食管X射线造影第1斜位像。在食管中段、食管上段前壁侧发现有基部的亚蒂性的隆起性病变。

b　食管X射线造影第3斜位像。在前壁侧发现有基部的亚蒂性的隆起性病变。

c　一般内镜像。

d　碘染色像。

e　碘染色像。确认有上皮内进展。

f　新鲜切除标本。

g　新鲜切除标本碘染色以及复原图。

29

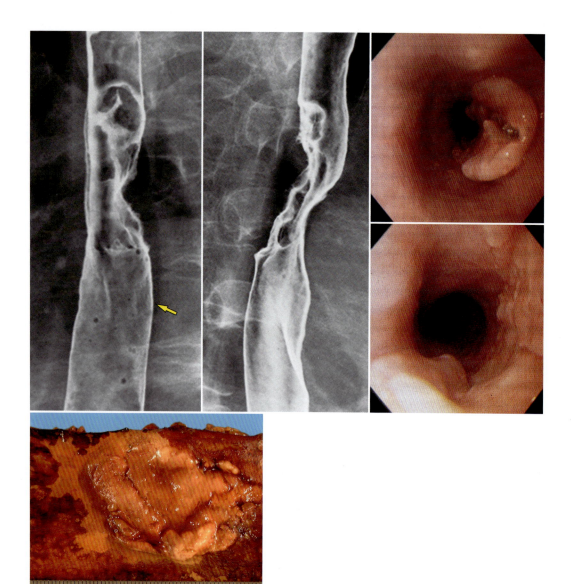

图4 [病例4]

a	b	c
		d
e		

a 食管X线造影第2斜位像。确认在食管上段、食管中段有2型的病变。在其肛门侧伴有黏膜异常（黄色箭头）。
b 食管X线造影第1斜位像。
c 一般内镜像。
d 一般内镜像。病变的肛门侧。
e 切除标本固定后碘染色。

4.黏液表皮癌（mucoepidermoid carcinoma）

是一部分鳞状细胞癌中含有黏液（腺癌）细胞的癌，仅占食管癌切除病例的0.1%，非常罕见。一般无清晰的腺管结构。腺癌细胞由杯状细胞或者是印戒细胞构成。浅表癌的报告很少，参考了过去在《胃与肠》系列记载的病例。作为形态的特征，是伴有边缘隆起的边界清晰的凹陷性病变，边缘隆起部被正常上皮覆盖。如果是这种形态的广基性病变，完全可以通过

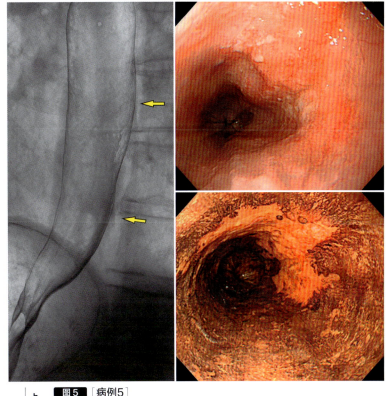

<table>
<tr><td rowspan="2">a</td><td>b</td></tr>
<tr><td>c</td></tr>
</table>

图5〔病例5〕

a 食管X线造影第3斜位像。确认在黄色箭头的部分有病变。
b 一般内镜像。
c 碘染色像。

〔转载自"名久井实，他. 腺扁平上皮癌.「胃と腸」编辑委员会（编）. 胃と腸アトラスI 上部消化管. 医学書院，2014，pp 84–85"（**a**：图1e；**b**：图1b；**c**：图1c）〕

侧面变形进行浸润深度的诊断。

〔**病例6**〕 50多岁男性。

在 X 线造影第 1 斜位像（**图 6a**）中，食管下段后壁侧有边界清晰的凹陷（黑色箭头），周围伴有边缘隆起。在内镜像（**图 6b**）中，发现伴有边缘隆起、发红的凹陷性病变，碘染色（**图 6c**）的话，凹陷部呈边界清晰的碘不染。在放大像（**图 6d**）中，可以看出肿瘤的上皮下浸润形成了边缘隆起。诊断为 11mm×11mm，0-Ⅱc 型，pT1b–SM2，pN0，黏液表皮癌（mucoepidermoid carcinoma）。

〔**病例7**〕 50多岁，男性。

在 X 线造影第 3 斜位像（**图 7a**）中，在食管中段前壁侧发现边界比较清晰的凹陷，周围伴有边缘隆起。第 2 斜位像中发现侧面变形（**图 7b**）。在内镜像（**图 7c**）中，发现病变部整体增厚，伴有边缘隆起的边界清晰的凹陷。诊断为 17mm×15mm，0-Ⅱc 型，pT1b–SM2，黏液表皮癌（mucoepidermoid carcinoma）。

5. 腺样囊性癌（adenoid cystic carcinoma）

表现出与唾液腺同名肿瘤相同的组织形态的癌，仅占食管癌切除病例的 0.1%，极为罕见。形态的特征为 SMT 样病变，单结节性，凹陷多为沟状凹陷，缺乏糜烂和溃疡的形成，上皮内进展也少见。有必要与 BSC 进行鉴别。

〔**病例8**〕 60多岁女性。

在 X 线造影第 3 斜位像（**图 8a**）中，以少量空气流出加厚的钡，可以看到在食管下段

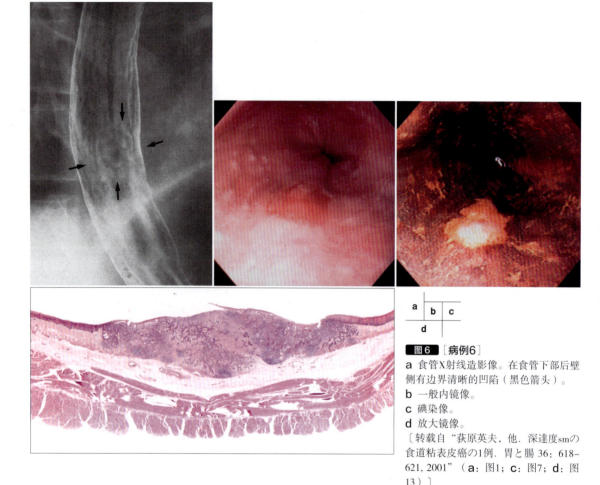

图6〔病例6〕

a 食管X射线造影像。在食管下部后壁侧有边界清晰的凹陷（黑色箭头）。

b 一般内镜像。

c 碘染像。

d 放大镜像。

〔转载自 "荻原英夫，他. 深達度smの食道粘表皮癌の1例. 胃と腸 36：618-621，2001"（a：图1；c：图7；d：图13）〕

前壁侧有平缓的 SMT 样的隆起性病变。即使空气量增多（**图8b**），也可以看出是上升平缓的病变，顶部伴有沟状的凹陷。侧面变形（**图8c**）为 E 型，考虑是侵入深度为 T1b–SM2~3 的病变。在内镜像（**图8d**）中，在前壁侧发现 SMT 样的隆起性病变。在碘染色像（**图8e**）中，病变几乎都被碘染色后的上皮所覆盖。在新鲜切除伸展标本（**图8f**）中是 SMT 样的隆起性病变。病变中心附近的放大像见**图8g**。诊断为 12mm×12mm，0-Ⅰs 型，pT1b–SM3，pN0，腺样囊性癌（adenoid cystic carcinoma）。

6. 内分泌肿瘤（NET）/内分泌细胞癌（NEC）

在 2010 年改版的 WHO 分类中，将表现神经内分泌分化的高分化到中分化型的肿瘤作为内分泌肿瘤（endocrine cell tumor，NET），将低分化型的肿瘤作为内分泌细胞癌（endocrine cell carcinoma，NEC）。原本作为小细胞癌（small cell carcinoma）的组织型也包含在 NEC 中。NET 又分为 G1（carcinoid）和 G2，NEC 又根据肿瘤细胞的大小分为 非小细胞（large cell）NEC、小细胞（small cell）NEC。食管中为非常罕见的占 0.4%，有报告称食管类癌是消化道类癌的 1.2%。食管 NEC 是未分化癌中内分泌细胞标记呈阳性的一种罕见的病变。作为形态特征，呈现上皮下发育主体的 SMT 样的隆起，因此捕捉其初期像极其困难。发展的话，成 2 型、3 型，由于是髓样性增殖，相比较来说伸展度良好。

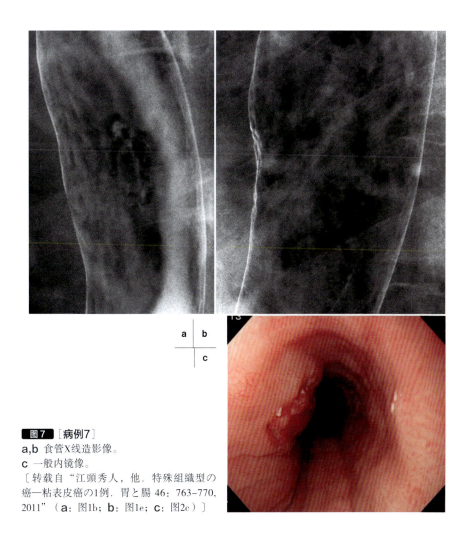

图7 ［病例7］
a,b 食管X线造影像。
c 一般内镜像。
〔转载自"江頭秀人，他．特殊組織型の癌—粘表皮癌の1例．胃と腸 46：763-770，2011"（a：图1b；b：图1e；c：图2c）〕

［病例 9］ 48 岁男性。

在 X 线造影像（**图 9a**）中，在食管中段左壁后壁侧发现表面光滑的隆起性病变，顶部伴有不规则的阴影斑。隆起的病变是清晰的 SMT 样，并发现充盈缺损状的侧面变形（**图 9b**）。在内镜像（**图 9c、d**）中，呈圆顶状的粗大隆起性病变，大部分表面光滑并且呈被正常黏膜覆盖的 SMT 样。隆起的顶部伴有不规则的凹陷。另外，隆起的边缘还发现了上皮内进展样的发红的不规则的浅凹陷。通过一般观察认为是正常黏膜的隆起的大部分被碘染色，但在顶部的凹陷和隆起周围发现碘未染（**图 9e**）。在免疫组织化学染色中显示嗜铬粒蛋白 A 阳性，CD56 阳性。

［病例 10］ 40 多岁男性。

在 X 线造影像（**图 10a**）中，在食管中段、食管下段右壁后壁侧可以看到上升陡峭且 SMT 样的宽度较窄的边缘隆起的 2 型病变。虽然范围大但伸展良好。侧面为充盈缺损状（**图 10b**），但与病变的规模相比保留了伸展性。周围很难看出明显的上皮内进展。在内镜像（**图 10c、d**）中发现伴有清晰的边缘隆起的 2 型病变。与 X 线造影像同样，凹陷边界清晰，溃疡底部比较光滑。在碘染色像（**图 10e**）中，边缘隆起的上升是 SMT 样，周围伴有呈碘不染的上皮内进展。在免疫组织化学染色中，嗜铬粒蛋白 A 阳性，突触素阳性，CD56 阳性。

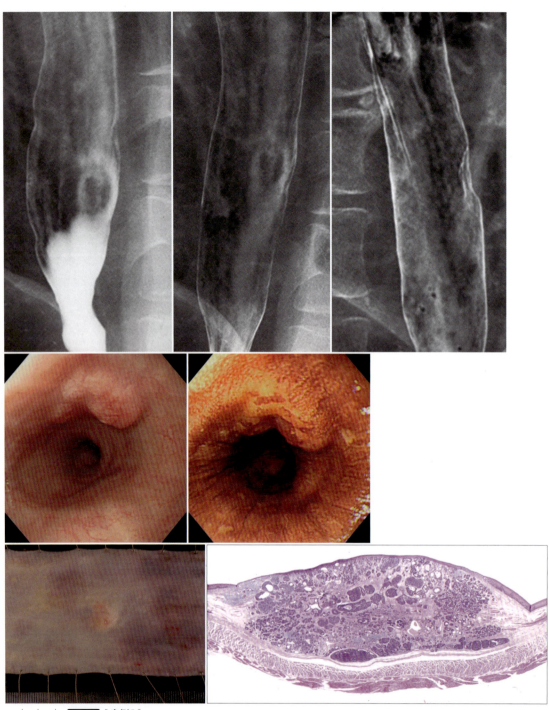

图8 ［病例8］

a	b	c
	d	e
f		g

a 食管X线造影第3斜位像。确认在食管下部有上升平缓的隆起性病变。

b 食管X线造影第3斜位像。在隆起的顶部发现沟状的凹陷。

c 食管X线造影第1斜位像。确认有E型的侧面变形。

d 一般内镜像。

e 碘染色像。

f 新鲜切除标本。

g 放大像。

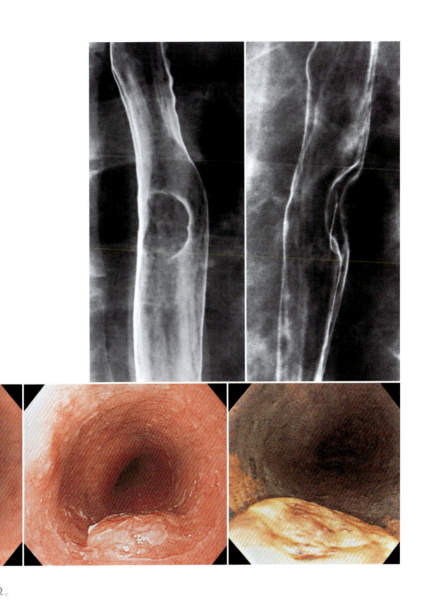

图9〔病例9〕
a,b 食管X线造影像。
c,d 一般内镜像。
e 碘染色像。
〔转载自"高木靖宽，他．食道原発小細胞型未分化癌の1例．胃と腸 40：410-415，2005"（a：图1a；b：图1b；c：图2b；d：图2a；e：图2d）〕

7. 未分化癌（undifferentiated carcinoma）

小细胞乃至非小细胞的肿瘤细胞（small or large cell）没有显示特定的结构和细胞分化并且充实性增殖，包括免疫染色在内的各种检测也难以确定细胞分化方向性的癌。不过，在上述的 WHO 分类中，一部分未分化癌被判断为属于 NEC，以前被认为是未分化癌的大部分是内分泌细胞癌小细胞型、非小细胞型未分化癌、真正的未分化癌极为罕见。作为形态特征，由于呈现上皮下发育主体的 SMT 样的隆起，因此发现早期表现极其困难。发育快，在生长的同时顶部产生糜烂，进一步生长还伴有溃疡形成。陡峭上升的环堤被正常上皮覆盖，从伴有清晰的凹陷～溃疡形成的 0-Ⅲ型变成 2 型、3 型病变。多不伴有上皮内浸润。

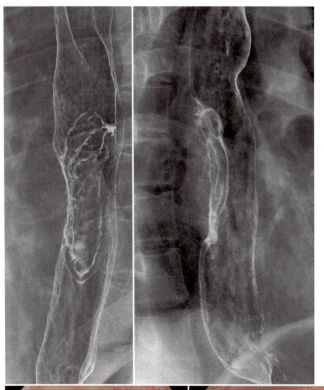

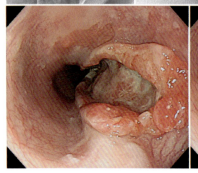
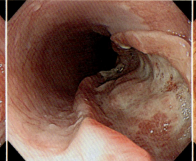
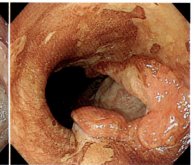

a	b	
c	d	e

图10 ［病例10］

a 食管X线造影第2斜位像。在食管中段、食管下段发现2型的病变。
b 食管X线造影第1斜位像。
c,d 一般内镜像。
e 碘染色像。

［**病例11**］　60多岁男性。

在 X 线造影影像（**图11a**）中，发现从食管下段腹部食管（Ae），有 2 椎体以上的 2 型病变。虽然发现侧面变形（**图11b**），但范围大并且无充盈缺损状及伸展不良，反而相比较能很好地伸展。相比**图11a**，即使空气量增多也没有明显的伸展不良（**图11c**）。在内镜像（**图11d**）中，虽然是占有 4/5 周的 2 型病变，但食管壁的伸展比较良好。把空气量减少（**图11e**）或更少（**图11f**）的话，感觉病变本身很软。进行碘染色（**图11g**）的话，病变的边缘被正常上皮覆盖，也未见明显的上皮内进展。从**图11d**来看，在病变的对侧发现舌状的发红黏膜，怀疑与 Barrett 食管有关。即使重新检查 X 线造影，由于病变较大，观察背景的食管黏膜很困难，Barrett 食管是否存在尚不明确。新

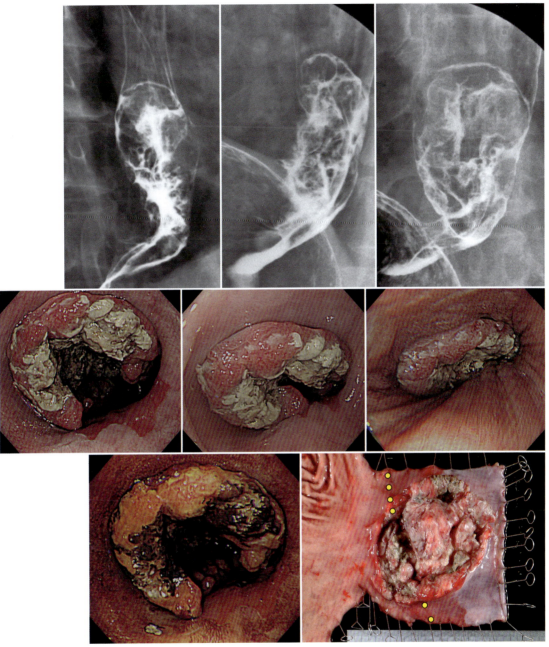

a	b	c
d	e	f
g	h	

图11 ［病例11］

a 食管X线造影第4斜位像。在食管下段、Ae发现2型的病变。

b 食管X线造影第3斜位像。

c 食管X线造影腹卧位正面像。

d 一般内镜像。

e 一般内镜像（比d空气少）。

f 一般内镜像（比e空气更少）。

g 碘染色像。

h 新鲜切除伸展标本以及食管腺癌的复原图。○：食管腺癌。

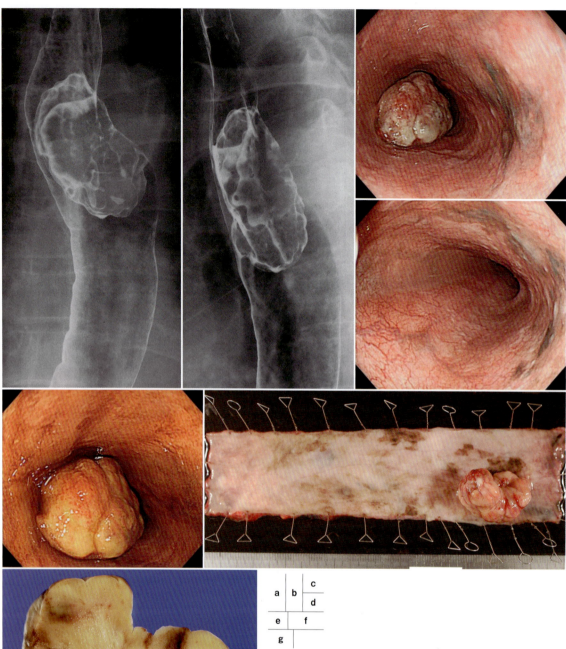

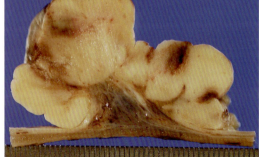

a	b	c
		d
e	f	
g		

图12 ［病例12］

a 食管X线造影正面像。在食管上段、食管中段发现亚蒂性的隆起性病变。

b 食管X线造影第3斜位像。

c,d 一般内镜像。

e 碘染色像。

f 新鲜切除伸展标本。

g 切除标本断面像。

鲜切除伸展标本中食管腺的复原图为**图 11h**。本病例的神经内分泌细胞标记中嗜铬粒蛋白 A 阴性，c-kit 阴性，HMB45 阴性，波形蛋白（vimentin）阳性，诊断为在 Barrett 食管中发生的非小细胞型未分化癌，90mm×75mm，2 型，pN2。

8.恶性黑色素瘤（malignant melanoma）

食管恶性黑色素瘤也是占食管原发恶性肿瘤的 0.1%～0.2%，是极为罕见的疾病，其预后极为不良。在形态上多是在内腔突出的亚蒂性 ~ 有蒂性，表面光滑的 SMT 样的多结节性和分叶状的隆起性病变。初期是平坦的黏膜病变。如果发现周围有黑色的黏膜色调变化，可以作为诊断依据，但也存在无色素性病变，需要注意。由于 X 线造影像无法观察色调变化，因此有必要仅通过形态特征进行鉴别诊断。对于大的病变，X 线造影检查对于把握整体情况是有用的。

［**病例 12**］ 70 多岁女性。

在 X 线造影正面像（**图 12a**）中，发现在食管上段、食管中段左壁侧基部有亚蒂性的息肉状隆起性病变。隆起表面光滑，呈多结节状。由于无法观察在隆起的阴影重叠部分的黏膜，而且受到与附近黏膜连接的影响，很容易出现沾满钡（**图 12a、b**）的影像，因此在观察之际需要注意。隆起虽大但伸展良好。在内镜像（**图 12c、d**）中，发现后壁左壁侧有着基部的亚蒂性的隆起性病变，周围伴有黑色的变化。在碘染色像（**图 12e**）中，未见明显的上皮内进展。新鲜切除标本用**图 12f** 示出。是有蒂性的病变，周围伴有黑色黏膜。断面（**图 12g**）也是一样。诊断为 62mm×60mm，0-Ⅰp 型，pT1b-SM1，pN0 的恶性黑色素瘤。

总结

针对特殊的食管肿瘤，使用实际的病例，阐述了其 X 线诊断。X 线诊断的根本是捕捉形态的特征，同时还会结合人种、性别、年龄、

部位和背景等补充信息进行诊断。与内镜检查不同，由于没有色调信息，所以只能单纯从形态上进行评估，但要准确地进行评估，不仅要有观察的能力，能拍摄出优质的照片（成像）也很重要。推断表面形态和病变的深部形态，训练把宏观的和微观的病理组织影像想象成立体的病变，为了观察要时常一边考虑准确影像（成像）到底是什么一边进行检查，这种思维是很重要的。

这不局限于 X 线检查，其他的检查也一样，经常考虑为了正确诊断需要什么来进行检查是很重要的。像本文这样特殊的食管肿瘤是很少遇到的，在日常若没有仔细成像这种意识，只拍摄罕见病例，这绝对是行不通的。

有关这次提出的病例的疾病概念请参考本书，能加深理解的话，实属万幸。

致谢

最后，仅有本机构的病例还不完整，从提供了精美图像和宝贵病例的各位老师处转载了部分图像，借此机会深表谢意。

参考文献

[1] Tachimori Y, Ozawa S, Numasaki H, et al. Comprehensive registry of esophageal cancer in Japan, 2012. Esophagus 16:221-245, 2019.
[2] 幕内博康, 島田英雄, 千野修, 他. 特殊組織型の食道癌—内視鏡の立場から. 胃と腸 40:320-336, 2005.
[3] 八巻悟朗, 大倉康男, 西沢護, 他. 粘膜下腫瘍様の食道表在癌のX線診断. 胃と腸 32:691-700, 1997.
[4] 高木靖寛, 小野陽一郎, 高橋晴彦, 他. 隆起型食道腫瘍の鑑別診断—X線を中心に. 胃と腸 48:279-291, 2013.
[5] 大橋健一. 消化管の病理Ⅰ—上部消化管：通常型扁平上皮癌と鑑別すべき食道癌. 病理と臨 29:932-938, 2011.
[6] 市川和夫, 曽我俊彦, 村田哲也, 他. 食道癌肉腫の1例—本邦147報告例の臨床病理学的検討. 三重医 37:485-489, 1993.
[7] 有馬美和子, 神津照雄, 小出義雄, 他. 類骨形成を伴った食道の"いわゆる癌肉腫"の1例. 胃と腸 30:1437-1444, 1995.
[8] 井手博子. 特殊組織型の食道癌—病理の立場から：肉眼診断を中心に. 胃と腸 40:279-287, 2005.
[9] 今井裕, 長島礼奈, 那須政司, 他. 特殊組織型の食道癌—X線の立場から. 胃と腸 40:301-309, 2005.
[10] 富松英人, 飯沼元, 森山紀之, 他. 特殊組織型の食道悪性腫瘍—X線の立場から. 胃と腸 40:310-319, 2005.
[11] 名久井実, 幕内博康. 腺扁平上皮癌.「胃と腸」編集委員会（編）. 胃と腸アトラスⅠ 上部消化管. 医学書院, pp 84-85, 2014.
[12] 小田丈二, 入口陽介, 水谷勝, 他. 食道表在癌のX線学的深達度診断—X線造影像にみられる側面変形による深達度診断亜分類診断の試み. 胃と腸 45:1451-1466, 2010.
[13] 荻原英夫, 小笹芳子, 栗原正典, 他. 深達度smの食道粘表

皮癌の1例. 胃と腸 36:618-621, 2001.

[14] 江頭秀人, 根本哲生, 門馬久美子, 他. 特殊組織型の癌—粘表皮癌の1例. 胃と腸 46:763-770, 2011.

[15] 小田丈二, 山村彰彦, 細井董三, 他. 特殊組織型の癌—食道表在型腺様嚢胞癌の1例. 胃と腸 46:772-779, 2011.

[16] 幕内博康, 島田英雄, 千野修, 他. 粘膜下腫瘍様の食道表在癌の内視鏡診断. 胃と腸 32:701-709, 1997.

[17] Bosman FT, Carneiro F, Hruban RH (eds). WHO 2010 Classification of Tumours of the Digestive System, 4th ed. IARC, Lyon, pp 15-44, 2010.

[18] 曽我淳, 鈴木力, 八鍬靖子. 消化管ホルモン産生腫瘍. 統計学的事項. 内分泌外科 10:299-305, 1993.

[19] 高木靖寛, 久部高司, 平井郁仁, 他. 食道原発小細胞型未分化癌の1例. 胃と腸 40:410-415, 2005.

[20] 村田篤彦, 赤星和也, 神代由美子, 他. Barrett食道に発生した非小細胞型vimentin陽性未分化癌の1例. 胃と腸 42:1543-1549, 2007.

[21] 山口智弘, 塩飽保博, 小出一真, 他. 食道原発悪性黒色腫の1例と本邦報告例(193例)の検討. 日消誌 10:1087-1094, 2004.

[22] 廣島良規, 頼冠甫, 小泉勇人, 他. 食道原発悪性黒色腫の1例. 胃と腸 48:376-381, 2013.

Summary

Radiological Diagnosis of Special Variants of Esophageal Tumors

Johji Oda[1], Yousuke Iriguchi,
Masaru Mizutani, Yasuhiro Tomino,
Tetsurou Yamazato, Nobukazu Yorimitsu,
Takayoshi Sonoda, Nana Ohshima,
Daisuke Kishi, Takayoshi Shimizu,
Makiko Hashimoto, Akiko Nakagawara,
Akihiko Yamamura[2], Touzou Hosoi[1]

Herein we described about the radiological diagnosis of special variants of esophageal tumors such as basaloid (-squamous) carcinoma, carcinosarcoma, adenosquamous cell carcinoma, mucoepidermoid carcinoma, adenoid cystic carcinoma, endocrine cell carcinoma (neuroendocrine carcinoma), undifferentiated carcinoma, and malignant melanoma. All these tumors are extremely rare.

Furthermore, they tend to develop elevated lesions; thus, we need to assess the increase in ridge size, the shape of ridge base, the form of ridge as well as surface configuration and intraepithelial spread. It is important to grasp the form in radiological diagnosis; therefore, a differential diagnosis must be made while imaging morphological features.

[1] Department of Gastroenterology, Tokyo Metropolitan Cancer Detection Center, Tokyo.
[2] Department of Pathology, Tokyo Metropolitan Cancer Detection Center, Tokyo.

特殊的食管恶性肿瘤的内镜诊断

岛田 英雄[1]

井野元 智惠[2]

西 隆之[1]

铃木 俊之

古川 大辅

富奥 美藤

陈 凌风

千野 修[3]

田岛 隆行

山本 壮一郎[4]

小泽 壮治[5]

幕内 博康[6]

摘要●在日本，食管癌的组织型大半是鳞状细胞癌。但是还是有各种少发的组织型，这些被称为特殊型。肿瘤形态是以隆起为主体的，黏膜下生长多呈典型的肿物，另外也包括与鳞状细胞癌相比预后极为不良的组织型。对于这些特殊组织型的食管恶性肿瘤，需要在熟悉内镜观察和临床病理学特征后进行适当的诊断和治疗。

关键词　特殊组织型食管癌　类基底细胞癌　神经内分泌细胞癌　恶性黑色素瘤　ESD

[1] 東海大学医学部付属大磯病院外科　〒259-0198 神奈川県中郡大磯町月京 21-1
　　E-mail : seikai@is.icc.u-tokai.ac.jp
[2] 同　病理診断科
[3] 東海大学医学部付属東京病院外科
[4] 東海大学医学部付属八王子病院外科
[5] 東海大学消化器外科
[6] 東海大学

简介

在食管癌的组织型中，有时会使用特殊组织型（以下简称"特殊型"）这一术语。但是，食管癌处理规则中也没有针对特殊型的定义和解说。据推测，特殊型是指除在日本占大部分的鳞癌和腺癌以及 Barrett 腺癌以外的病例。其形态及颜色多呈典型观察结果，而且与鳞状细胞癌相比，众所周知，内分泌细胞癌和恶性黑色素瘤预后是极为不良的。本文将对这些特殊型的食管癌的内镜观察结果和临床病理学特征进行解说。

特殊的食管肿瘤的组织型和发生率

根据食管癌处理规则的组织型分类，关于恶性肿瘤，上皮性恶性肿瘤有①鳞状细胞癌、②类基底细胞癌、③癌肉瘤、④腺癌、⑤腺鳞状细胞癌、⑥黏液表皮癌、⑦腺样囊性癌、⑧神经内分泌细胞肿瘤、⑨未分化癌，另外，其他恶性肿瘤有恶性黑色素瘤。关于腺癌，虽然也有由异位胃黏膜引起的腺癌，但是多数是以 Barrett 食管为来源的 Barrett 腺癌，除此以外，发生率低的罕见的组织型被称为特殊型。根据 2011 年度的食管癌日本全国登记统计的组织型和发生率，总计 4 147 例中，①鳞状细胞癌 3 502 例（84.4%）占大多数，②类基底细胞癌 81 例（2.0%），③癌肉瘤 29 例（0.7%），④腺癌，⑤腺鳞状细胞癌 31 例（0.7%），⑥黏液表皮癌 3 例（0.1%），⑦腺样囊性癌 2 例（0%），⑧神经内分泌细胞肿瘤 15 例（0.4%），⑨未分化癌 8 例（0.2%），恶性黑色素瘤 16 例（0.4%）。无论哪种特殊类型，发生率较低的不到 0.1%，较高的也不超过 2.0%（**表 1**）。

特殊组织型食管癌形态的特征

在鳞状细胞癌中也有呈现各种各样形态的病灶。但是一般来说，浅表型中 0-Ⅱc 最多，进展型中呈现 3 型的病例较多。影响食管浅表癌的宏观形态的病理组织学观察有组织型（分化程度），浸润、增殖的方式，管壁深度，间质反应（血管、纤维化、其他炎症细胞浸润等）等。另外，分化型决定表面形态，分化变低则显示浸润，形态也是断崖式凹陷。那么实际上内镜下呈现什么样的所见时可以怀疑是特殊型呢？有以下几点：①隆起作为主体；②呈上皮下发展；③病变多呈现典型的表面性状和颜色等。呈现隆起形态的主要原因有：①细胞和组织的黏附力、结合力强；②能够维持组织结构的血液补给，血液循环得以维持。

关于肿瘤组织中血管成分是否多，有报告称可以通过肿瘤的红色、肿瘤表面的纤维蛋白覆盖和白苔附着来判断。Chino 等报告说，关于食管肉瘤的典型的隆起形态，维持并增大隆起的主要原因是由构成细胞间基质的分子 Type Ⅵ胶原蛋白和层粘连蛋白所产生的组织黏合力。另外，推测形成上皮下发育的黏膜下肿瘤（submucosal tumor, SMT）样形态的主要原因是，从基底层发生向下生长（downward growth）的癌，从固有食管腺体及其导管、食管贲门腺等部位中产生并生长的话会形成 SMT 样形态。

松田等认为，鳞状细胞癌中呈现 SMT 样形态的病灶为 407 个病灶中 7 个病灶（1.7%），而类基底细胞癌为 3 个病灶中 3 个病灶 100%，腺鳞状细胞癌为 5 个病灶中 3 个病灶（60%），黏液表皮样癌为 6 个病灶中 2 个病灶（33.3%），小细胞癌为 4 个病灶中 1 个病灶（25%），特殊组织型中明显呈现 SMT 样形态的病灶较多（**表 2**）。

表1 食管恶性肿瘤的组织型分类和发生率

组织型	例数
鳞状细胞癌	3 502 例（84.4%）
腺癌	210 例（5.1%）
Barrett 腺癌	78 例（1.9%）
腺鳞状细胞癌	31 例（0.7%）
黏液表皮癌	3 例（0.1%）
腺样囊性癌	2 例（0.0%）
类基底细胞癌	81 例（2.0%）
神经内分泌细胞肿瘤	15 例（0.4%）
未分化癌	8 例（0.2%）
其他癌症	9 例（0.2%）
癌肉瘤	29 例（0.7%）
恶性黑色素瘤	16 例（0.4%）
GIST	6 例（0.1%）
其他肿瘤	39 例（0.9%）
不明确组织型	118 例（2.8%）
总计	4 147 例

〔转载自 "Tachimori Y, et al. Comprehensive Registry of Esophageal Cancer in japan, 2011. Esophagus 15：127–152, 2018"，有部分改动〕

特殊组织型食管癌的内镜所见和临床病理

以下，①表示食管恶性肿瘤中的发生率（**表 1**），②表示内镜所见的特征。

1. 类基底细胞癌

类基底细胞癌是癌细胞形成充实胞巢和绳索状的胞巢并增殖，有时呈现不规则的腺样体、小胞巢样结构。另外，该癌的特征是胞巢内外有玻璃样（基底膜样）物质沉积。还有一部分伴有导管腺样分化。上皮内多有鳞状细胞癌，浸润部也伴有鳞状细胞癌。①发生率为 2.0%，在特殊组织型中最多；②作为典型的内镜所见，以隆起为主体的病灶，被正常上皮覆盖，但顶部有糜烂和溃疡。肿瘤边缘的上升多是平缓的，伴有上皮内浸润的病例也很多。与一般的鳞状细胞癌相比预后不良，血行转移比淋巴转移更多见。

表2 特殊组织型食管癌的特征和鉴别

组织型	病型	上升边缘所见	上皮下发育	表面性状凹凸	糜烂溃疡	上皮内进展	其他
类基底细胞癌	隆起主体	平坦多	明显	平坦，有不规则的例子	多	多	
癌肉瘤	隆起主体	陡峭	无	分叶状，结节状	少	多	白苔多
腺鳞状细胞癌	隆起主体	平坦多	少，露出部分多	轻度	伴有	多	轻度红肿
腺样囊性癌	隆起主体	陡峭	明显	有圆度的结节状	少	少	表面呈圆集合样
神经内分泌细胞癌	隆起主体	陡峭尺寸高	明显	明显不规则	晚期2型	少	
恶性黑色素瘤	隆起主体	陡峭亚蒂	上皮覆盖多	分叶状，结节状	在一部分伴有	无	黑色，软

〔转载自"前田有纪，他. 隆起を主体とする上皮性病変の特徴と鑑別. 胃と腸 51：159-168, 2016；幕内博康，他. 特殊型組織型の食道癌—内視鏡の立場から. 胃と腸 40：320-336, 2005"，有部分改动〕

[**病例1，图1**] 70多岁男性。通过内镜检查，发现胸部食管中段有正常黏膜覆盖的20mm大的隆起性病变。隆起的顶部略微凹陷，覆盖的上皮也变薄。活检诊断为类基底细胞癌。术前检查没有发现明显的淋巴结转移。由于有多种合并疾病，标准治疗困难，所以施行了内镜黏膜下剥离术（endoscopic submucosal dissection，ESD）。切除标本的病理组织学诊断结果为类基底细胞癌，pT1b-SM2，INFb，ly0，v0，pHM0，pVM1。未进行进一步治疗，无复发，第4年因脑梗死死亡。

2. 癌肉瘤

癌肉瘤是具有间叶性质的纺锤形或多形性肿瘤细胞的癌瘤，还有显示肿瘤性的骨、软骨形成的肿瘤。肉眼上常形成具有细茎的隆起性病变，病理组织学上以从基部连续的上皮内伴有鳞状细胞癌为特征。①发生率为0.7%；②作为典型的内镜所见，呈息肉状的隆起形态，隆起多是有蒂性或亚蒂性的，呈肿大的结节状、分叶状，表面性状多为厚的白苔覆盖。

3. 腺鳞状细胞癌

腺鳞状细胞癌是由腺癌和鳞状细胞癌两种成分组成的癌。定义为容易识别出各种成分的

癌。①发生率为0.7%，在特殊组织型中仅次于类基底细胞癌；②作为典型的内镜所见，以隆起为主体的病灶中肿瘤的上升部多是平缓的，肿瘤暴露的情况也很多。多数伴有上皮内浸润，但也有无浸润的。

4. 腺样囊性癌

腺样囊性癌是与唾液腺的同名肿瘤具有相同组织形态的癌，极为罕见。缺乏细胞质的小型细胞形成梳状结构、充实性胞巢或索状结构，胞巢内的小囊胞腔与胞巢外的黏液一样，含有通过阿尔新蓝（Alcian blue）- 高碘酸希夫（periodic acid-Schiff，PAS）染色而染成淡蓝色的黏液。①发生率方面，在食管癌4 147例中仅有2例，与黏液表皮癌同样是极为罕见的；②作为典型的内镜所见，以隆起为主体的SMT样病灶，边缘的上升多为陡峭，表面粗糙，典型例子表现为像装着石头的袋子那样的形状。也有显示上皮内浸润的。

5. 神经内分泌细胞肿瘤

在食管中，神经内分泌细胞肿瘤是极为罕见的，分为神经内分泌肿瘤和神经内分泌细胞癌。神经内分泌细胞癌中肿瘤细胞形成大小不一的胞巢，有时呈不规则的索状或带状排列，

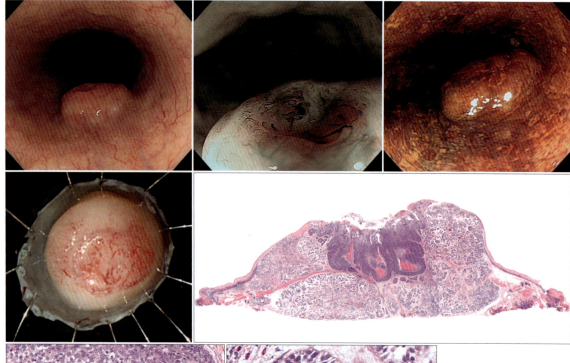

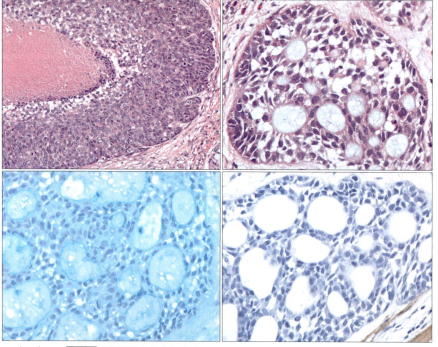

a	b	c
d	e	
f	g	
h	i	

图1 [病例1] 类基底细胞癌

a 一般内镜像。发现隆起陡峭的且有光泽的肿瘤，顶部有少许的凹陷。

b NBI像。凹陷部发现异型血管。

c 碘染色像。被染色的顶部的凹陷为淡染。

d ESD时的切除标本。

e 肿瘤顶部是凹陷的并且肿瘤露出，大部分被非肿瘤性上皮所覆盖。

f 与基底细胞类似的N/C比高的细胞形成充实性胞巢且增殖。胞巢中心部伴有comedo坏死。

g 呈筛状构造（small microcystic change）的胞巢。与腺样囊性癌的鉴别困难。

h 在微小囊胞内发现的嗜碱性的黏液样物质为阿尔新蓝（Alcian blue）阳性。

i 未见肿瘤性肌上皮（SMA阴性），上皮的双相性不清晰。能与腺样囊性癌相鉴别。

呈放射状形成。根据肿瘤细胞的大小分为小细胞型（small cell type）和非小细胞型（large cell type）。

确定诊断是通过免疫染色中嗜铬粒蛋白A（chromogranin A）、突触素（synaptophysin）、CD56（N-CAM）等神经内分泌细胞标记物的阳性来诊断的。①发生率为0.4%；②作为典型的内镜所见，浅表型以隆起为主，进展期时多呈2型。边缘的上升是陡峭的增高。中央凹陷和溃疡边缘被非肿瘤性上皮覆盖，上皮下生长明显。也有伴有鳞状细胞癌的上皮内浸润的病例。

［**病例2，图2**］ 50多岁男性。

主诉是左颈部肿块。CT显示食管壁肥厚，左锁骨上窝、纵隔区域、胃周围、腹部大动脉旁有波及大范围的淋巴结转移。内镜检查发现胸部食管中段有2型的进展期食管癌。肿瘤边缘陡峭上升，从碘染色也可见溃疡边缘都被非肿瘤性上皮所覆盖。活检标本的免疫组织化学检查的结果是诊断为神经内分泌细胞癌。治疗方面，按照肺小细胞癌的治疗标准，采用了卡铂碳铂·足叶乙甙疗法，但由于肝转移急剧增加，在确诊13个月后因原发病死亡。

［**病例3，图3**］ 80多岁男性。

胃全切术后的定期内镜检查，发现胸部食管有向食管腔内突出的高而光滑的隆起性病变。NBI（narrow band imaging）的观察结果是基部边缘扩大的褐色区域（brownish area），另外碘染色中发现了碘不染区域。免疫染色的活检结果是诊断为低分化型鳞状细胞癌。高龄且在胃全切术后、胆囊术后、有高度视力障碍等，由于标准治疗困难因此施行了ESD。ESD切除后标本的免疫染色中嗜铬粒蛋白A（chromogranin A）、突触素（synaptophysin）、CD56（N-CAM）呈阳性，诊断为神经内分泌细胞癌。不希望进一步治疗，6个月后随诊复查的内镜检查中发现食管上段有SMT样的隆起，施行了ESD。病理组织学的诊断结果是神经内分泌细胞癌，黏膜下层深层浸润且怀疑有壁内转移。第2次ESD后，第4周出现喘鸣，CT显示上纵隔淋巴结转移急剧增大，导致气道狭窄，在第6周死亡。

6. 恶性黑色素瘤

众所周知，恶性黑色素瘤是在皮肤上发生的预后不良的疾病，但由于在食管扁平上皮的基底层也有黑色素细胞的存在所以可能发病。在诊断方面，通过病理组织学观察到的具有黑色素颗粒的多棱形到纺锤形的肿瘤细胞的增殖和在免疫染色中S-100蛋白和HMB-45（抗黑色素抗体）的阳性观察结果等来诊断。①发生率为0.4%；②作为典型的内镜所见，多数是隆起主体的形态并且有光泽，呈分叶状和亚蒂性的典型黑色，但也有黑色素欠缺性恶性黑色素瘤（amelanotic melanoma）。用镊子按压时的质感也很有特点，与其他的癌肿不同，比较柔软。另外，在肿瘤基部和周围黏膜上也发现黑斑（黑变病和连接活动（junctional activity））。

［**病例4，图4**］ 70多岁男性。

主诉是吞咽时有不适的感觉。在内镜检查中发现在距门齿23cm的部位有1型病变，其肛门侧有2型病变，呈黑色。背景黏膜也在整体上呈分散性的发黑。术前检查没有发现明显的淋巴结、脏器转移，进行了胸部食管全切术。切除标本的病理组织学的结果是恶性黑色素瘤，pT1b-SM3，INFb，ly2，v1，pPM0，pDM0，在106recR发现3个转移淋巴结是N1。术后第3个月的CT检查发现上纵隔淋巴结转移、肝转移和皮肤转移。由于转移复发，全身状态急剧恶化，进一步治疗困难，术后5个月因原发病病逝。

［**病例5，图5**］ 60多岁女性。

主诉是咽下时有不适的感觉。内镜检查发现在胸部食管中段有0-Ⅰp型的黑色肿块。术前检查未发现淋巴结、脏器转移，进行了胸部食管全切术。切除标本的病理组织学的诊断结果是pT1b-SM3，INFb，ly1，v1，pIM0，pPM0，pDM0，在106recR中发现1个转移淋巴结N1。术后12个月无复发仍生存。Makuuchi等发现，在日本的134例食管恶性黑色素瘤（浅表癌70例：进展癌64例）中，淋巴结转移为31例（44.3%）：53例（82.8%），

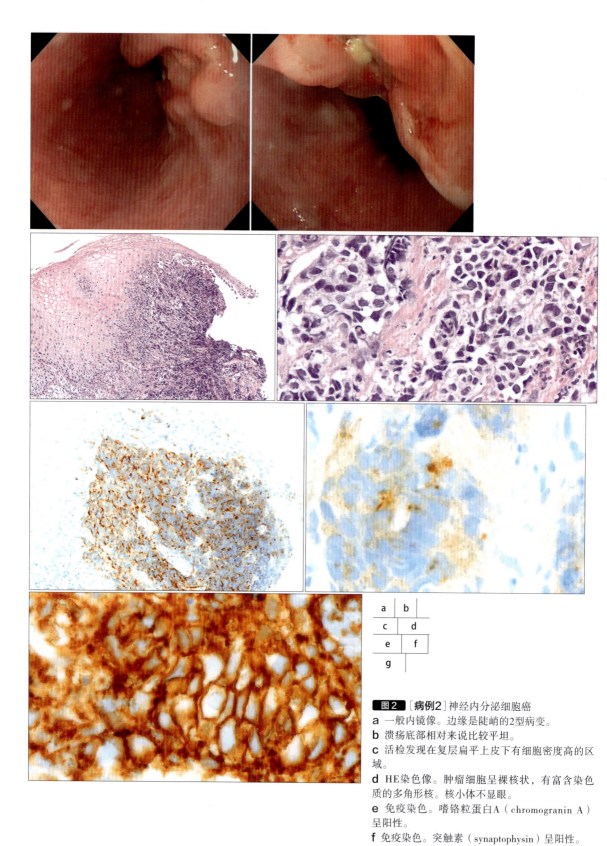

图2 [病例2]神经内分泌细胞癌

a 一般内镜像。边缘是陡峭的2型病变。

b 溃疡底部相对来说比较平坦。

c 活检发现在复层扁平上皮下有细胞密度高的区域。

d HE染色像。肿瘤细胞呈裸核状，有富含染色质的多角形核。核小体不显眼。

e 免疫染色。嗜铬粒蛋白A（chromogranin A）呈阳性。

f 免疫染色。突触素（synaptophysin）呈阳性。

g 免疫染色。CD56 呈阳性。

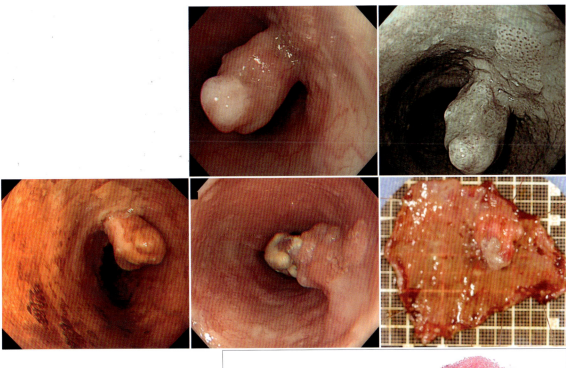

a	b
c	d	e
	f
	g
	h

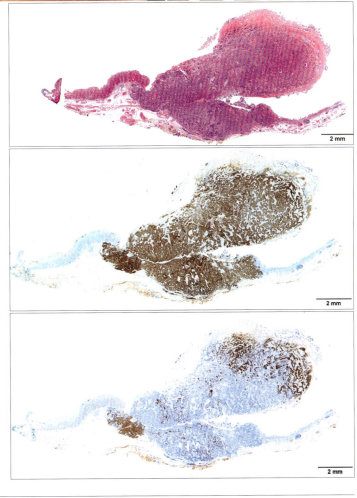

图3 [病例3]神经内分泌细胞癌

a 一般内镜像。食管内发现隆起的肿瘤。有光泽的基部周边黏膜粗糙。

b NBI像。基部边缘发现B1血管。

c 碘染色像。周边黏膜也为不染区。

d ESD时为结节状所见很明显。

e ESD切除标本。

f HE染色像。病灶在上皮下，表层是被复层扁平上皮覆盖。即使N/C比高倍率低，比起鳞状癌领域仍呈深蓝色。

g 免疫染色。突触素（synaptophysin）呈阳性。

h 免疫染色。CD56呈阳性。染色性多样。

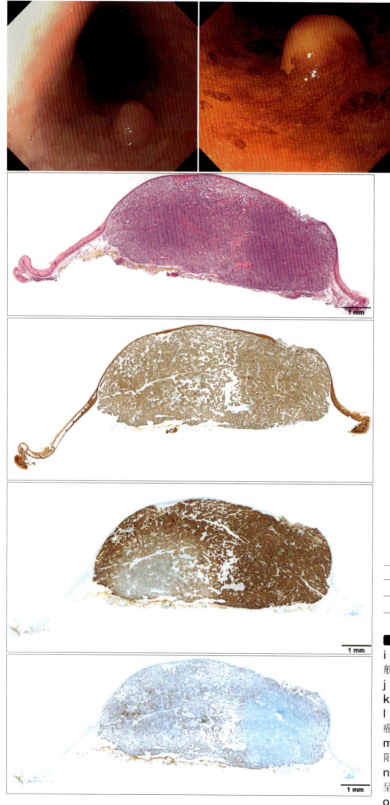

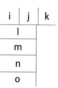

i	j	k
l		
m		
n		
o		

图3（续）

i ESD时的后续观察（6个月后）的一般内镜像。有SMT样的隆起。

j 碘染色像。顶部为淡染。

k ESD切除标本。

l HE染色像。被复层扁平上皮覆盖的癌巢。

m 免疫染色。上皮性记号的角质素是阳性（AE1/3）。

n 免疫染色。突触素（synaptophysin）呈阳性。

o 免疫染色。CD56呈阳性。

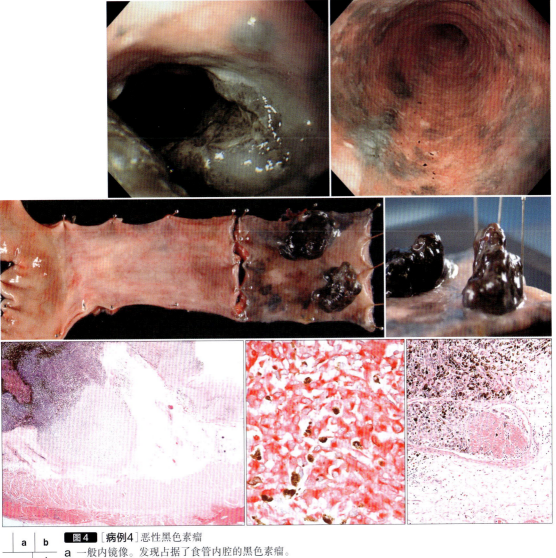

图4 [病例4]恶性黑色素瘤
a 一般内镜像。发现占据了食管内腔的黑色素瘤。
b 波及食管全部的黑色斑状所见。
c 新鲜切除标本。
d 隆起部的接近像。
e HE染色像。紧密性增殖的肿瘤巢到达固有肌层近侧。上层部发现斑状的黑褐色区域。
f 免疫染色。HMB45肿瘤细胞被染成红色，能容易判别出褐色的黑色素颗粒。
g 在脉管内腔发现伴有嗜酸性的纤维蛋白渗出物的肿瘤细胞。

脏器转移为 6 例（8.6%）：19 例（29.7%），认为进展癌中淋巴结转移和脏器转移的比例较高。关于治疗方法，内镜切除 7 例（5.2%），外科手术 102 例（76.1%），化学疗法 / 化学放射线疗法 21 例（15.7%），保守疗法 4 例（3.0%）。预后方面，1 年及 3 年生存率全体为 56%、28%，浅表癌为 70%、45%，进展癌为 42%、8%，进展癌尤其预后不良。食管恶性黑色素瘤的标准治疗是外科手术，但今后有望探讨干扰素疗法、分子靶向治疗、免疫检查点抑制剂等辅助疗法。

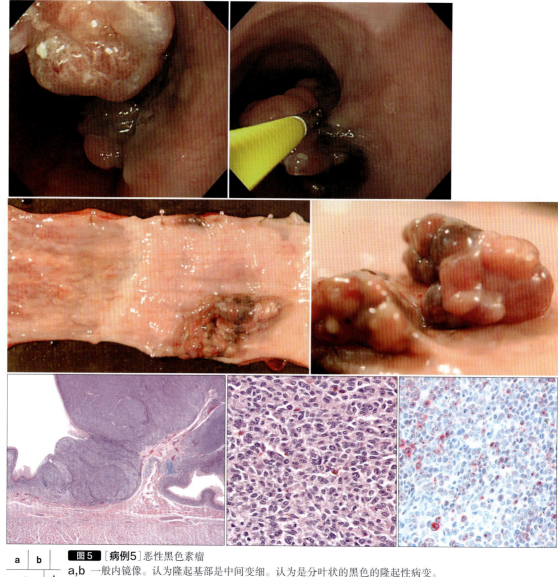

a	b	
c	d	
e	f	g

图5 [病例5]恶性黑色素瘤

a,b 一般内镜像。认为隆起基部是中间变细。认为是分叶状的黑色的隆起性病变。

c 新鲜切除标本。

d 肿瘤的接近像。

e HE染色像。病变位置在复层扁平上皮下紧密性增殖，最深部接近固有肌层。

f 肿瘤部的中放大像。短纺锤形细胞丛密增殖。可散见有褐色的细胞质的细胞。

g 免疫染色。HMB45呈阳性。

特殊组织型食管癌的放大内镜观察

在日本食管学会放大内镜分类中以 Type A 和 Type B 的分类作为基本，"发现不规则的细网状（reticular，R）血管，多为低分化型、INFc、特殊组织型的食管癌，因此备注为 R。"在有马等的讨论中，316 例食管浅表癌中，低分化型、NEC、特殊组织型病变是 45 个，其中显示 Type R 的只有 16 个（35.6%）。另外，这些肿瘤大多在比较深的部位形成浸润，浸润的病灶露出表面的部分被识别为 Type R。竹内等报告了在 T1a-MM 的浅表型神经内分泌细胞癌的 NBI 放大观察中，发现了与 Type R 相当的异常血管。从目前的情况来看，鉴别各特殊类型的方法存在一定的局限性。

总结

针对食管癌的特殊型中观察到的内镜观察结果的特征进行了解读。在发现特殊的隆起形态和上皮下生长为主体的观察结果时，在遇到与鳞状细胞癌色调不同的肿瘤时，需要在考虑特殊型的基础上做出恰当且迅速的诊断。

参考文献

[1] 日本食道学会(編). 臨床・病理食道癌取扱い規約. 第11版. 金原出版, 2015.

[2] Tachimori Y, Ozawa S, Numasaki H, et al. Comprehensive Registry of Esophageal Cancer in Japan, 2011. Esophagus 15: 127-152, 2018.

[3] 田久保海誉, 大橋健一(編). 腫瘍病理鑑別診断アトラス—食道癌. 文光堂, pp 47-52, 2012.

[4] 前田有紀, 平澤大, 米地真, 他. 隆起を主体とする上皮性病変の特徴と鑑別. 胃と腸 51:159-168, 2016.

[5] 幕内博康, 島田英雄, 千野修, 他. 特殊型組織型の食道癌—内視鏡の立場から. 胃と腸 40:320-336, 2005.

[6] Chino O, Kijima H, Shimada H, et al. Clinicopathological studies of esophageal carcinosarcoma ; analysis of its morphological characteristics using endoscopic, histological, and immunohistochemical procedures. Endoscopy 32:706-711, 2000.

[7] 松田圭二, 渡辺英伸, 桑原史郎, 他. 粘膜下腫瘍の食道表在癌—病理形態学的特徴. 胃と腸 32:671-689,1997.

[8] 石井明子, 千野修, 西隆之, 他. 食道類基底細胞癌の臨床病理学的検討と内視鏡診断における問題点. Gastroenterol Endosc 49:2953-2961, 2007.

[9] 千野修, 幕内博康, 小澤壮治, 他. 食道神経内分泌細胞癌の内視鏡診断—形態学的・病理組織学的特徴と診療における問題点. 胃と腸 52:402-411, 2017.

[10] Makuuchi H, Takubo K, Yanagisawa A, et al. Esophageal malignant melanoma：analysis of 134 cases collected by the Japan Esophageal Society. Esophagus 12:158-169, 2015.

[11] 小山恒男, 門馬久美子, 幕内博康. 食道扁平上皮癌の拡大内視鏡診断—日本食道学会分類の紹介. 消内視鏡 24: 466-468, 2012.

[12] 有馬美和子, 都宮美華, 吉井貴子, 他. 日本食道学会拡大内視鏡分類と深達度—Type R血管と組織像. 胃と腸 49:213-221, 2014.

[13] 竹内学, 小林正明, 味岡洋一, 他. 最大径4mmの深達度pT1a-MM食道小細胞型内分泌細胞癌の1例. 胃と腸 44: 1759-1766, 2009.

Summary

Endoscopic Findings of Special Histopathologic Type of Esophageal Cancer

Hideo Shimada[1], Chie Inomoto[2],
Takayuki Nishi[1], Toshiyuki Suzuki
Daisuke Furukawa, Mifuji Tomioku,
Ryoufu Chin, Osamu Chino[3],
Takayuki Tajima, Soichiro Yamamto[4],
Soji Oazwa[5], Hiroyasu Makuuchi[6]

In Japan, although there are other histopathological types of esophageal cancers, the most common type is squamous cell carcinoma. These are also called esophagus cancer of special histopathologic type among the specialists of esophageal diseases.

The tumor type is mainly characterized as per the tumor protruding and submucosal growth ; several tumors show characteristic findings in terms of tumor color. Certain histopathological types have a very poor prognosis than squamous cell carcinoma.

Differential diagnosis using endoscopic findings is important in esophagus cancer of special histopathologic type. In addition, it is necessary to establish an accurate diagnosis and provide appropriate treatment with knowledge of the clinicopathological features.

[1] Department of Surgery, Tokai University Oiso Hospital, Kanagawa, Japan.

[2] Department of Pathology, Tokai University Oiso Hospital, Kanagawa, Japan.

[3] Department of Surgery, Tokai University Tokyo Hospital, Tokyo.

[4] Department of Surgery, Tokai University Hachioji Hospital, Tokyo.

[5] Department of Surgery, Tokai University School of Medicine, Isehara, Japan.

[6] Tokai University Hospital, Isehara, Japan.

食管恶性黑色素瘤和黑变病的鉴别诊断
——特别是关于平坦病变

竹内 学 [1]

高桥 亚纪子 [2]

小山 恒男

桥本 哲 [3]

寺井 崇二

摘要● 在早期发现、诊断、治疗恶性黑色素瘤与预后的改善密切相关，因此是极为重要的。为了发现以及诊断，需要熟知浸润深度为浅表的平坦型恶性黑色素瘤深度的内镜特征，特别是与黑变病（melanosis）的鉴别很重要。通过笔者经治过的恶性黑色素瘤和黑变病病例，可以考虑在一般内镜像中两者的色调、厚度以及边缘形状有可能成为鉴别点。黑色素瘤呈黑色墨汁的颜色，整体具有若干厚度，多数呈不规则形，相比较来说边界清晰；黑变病的色调为偏淡且有深浅的黑色、褐色，几乎平坦的病变内散见树枝状的血管网，其边界多数不清晰。在NBI观察像中，虽然血管几乎无法观察，但在黑色素瘤中扩张的点状的IPCL样所见有可能成为与黑变病相鉴别的要点。

关键词 恶性黑色素瘤 黑变病 食管 平坦型 鉴别诊断

[1] 長岡赤十字病院消化器内科 〒940-2085 長岡市千秋 2 丁目 297-1
E-mail : yasuzuka2000@yahoo.co.jp
[2] 佐久医療センター内視鏡内科
[3] 新潟大学大学院医歯学総合研究科消化器内科学分野

简介

在日本食管原发的恶性肿瘤多是鳞状细胞癌，恶性黑色素瘤（primary esophageal malignant melanoma，PEMM）极为罕见。在2012年日本食管学会的食管癌全国记录中，约4 700 例施行了食管切除的食管原发恶性肿瘤中，恶性黑色素瘤仅占 0.2% 左右。2005 年、2006 年的日本全国记录中，与鳞状细胞癌不同，男性比女性多 2 倍，平均年龄是 60 岁左右，约80% 具有发生在胸部食管中下段的特征。

由存在于食管复层扁平上皮基底部到间质部边界处的黑色素细胞引起的恶性肿瘤，病理学上为纺锤形或多棱形、具有大核的肿瘤细胞，细胞内多能观察到黑色素颗粒。

另外，通过在扁平上皮和黏膜固有层边界部含有黑色素的肿瘤细胞增殖所见的连接活动（junctional activity）和 S-100 蛋白、HMB-45 和 melan A 进行免疫染色，确定诊断。

另一方面，在内镜上多是显示陡峭上升的隆起性病变，其特征是呈结节状或分叶状，呈黑色且柔软。虽然少有难以诊断的时候，但有时也存在看不到色素沉着的无色素性（amelanotic type），因此需要注意。

一般恶性黑色素瘤的预后不良，虽然进行了外科手术或者化疗、免疫疗法以及放射线治疗，但很难称其十分有效。

但是，有报告显示，恶性黑色素瘤整体的5年生存率为26%，进展型为8%，而浅表型则上升到42%。因此，若是浸润深度达到黏膜下层的病变，用外科切除的治疗方式可能生存期更长。至今为止在早期阶段发现的恶性黑色素瘤是少数的，但如果能和食管鳞状细胞癌一样在早期阶段被发现的话，预后可能会较好。

为了能在早期发现恶性黑色素瘤，如何诊断平坦的病变是很重要的。在 Arai 等的恶性黑色素瘤日本全国统计中，早期阶段的宏观型是平坦褐色的病变占多数，至今为止，平坦型恶性黑色素瘤的病例报告已经很常见了，也有进行内镜治疗的。为了明确诊断，有必要了解呈隆起的恶性黑色素瘤周围平坦区域的内镜特征。另一方面，在食管中呈黑色调的平坦病变中，存在扁平上皮基底层的黑色素颗粒显著增加的黑变病，确认在鳞状细胞癌周围约有30%。因此，本文通过回顾性研究分析了笔者经治的恶性黑素瘤病例和黑变病病例，探讨了其内镜特征。

恶性黑色素瘤病例

[**病例 1**] 随访约 2 年恶性黑色素瘤病例（70 多岁男性）。

发现时的内镜像（**图 1**）中距门齿 25~30cm 的胸部食管中段部位，可见多处不规则的黑色斑状病变（**图 1a~c**）。1~25mm 的各种大小不一的病变散布，多是平坦病变，但左侧壁部分（**图 1c**，白框部）轻度隆起，黑色变化比周围病变更明显（**图 1d**）。还有点状扩张的上皮内乳头状毛细血管袢（intra-epithelial papillary capillary loop, IPCL）。由于蠕动良好，未见僵硬（**图 1e**）。在病变的边缘部，黑色变化是轻度的并且呈斑状（**图 1f**）。病变周围的 NBI（narrow band imaging）放大观察中确认有正常的 IPCL 和树枝状血管（**图 1g**）。图 1f 的白框部是随着朝向病变中心，颜色逐渐变深，虽然在黑色部分没有观察到树枝状血管，但可以隐

约看到 IPCL（**图 1h**）。并且**图 1f** 的黄框部的病变中心部观察到有扩张后的 IPCL（**图 1i**）。

从边缘的淡黑色部施行了活检，发现在扁平上皮基底层有少量黑色素颗粒的细胞增生，但否认是恶性的，因此制定了后续随诊计划。

4 个月后的内镜像（图 2） 虽然病变口侧的颜色中心部黑色变化比较明显，但边缘部与上次一样呈淡黑色，大小没有变化（**图 2a**）。可是，虽然左壁病变的肿瘤直径没有变化，但黑色变得明显（**图 2b**），病变的厚度也变得明显（**图 2c**）。

在同部位的活检病理组织像中，与上次一样在上皮基底层发现了黑色素细胞的增生，并且还发现了轻度的细胞异型（**图 2d**）。在免疫染色中，Ki-67 阳性细胞为 10%~20%（**图 2e**），否认是 p53 阳性（**图 2f**），HMB45 一部分呈阳性（**图 2g**），由于不能完全否定是恶性黑色素瘤，因此继续进行充分观察。

12 个月后的内镜像（图 3） 病变口侧在发现时呈平坦的黑色调（**图 1a**），但在 12 个月后病变直径明显增大，黑色变化也整体变浓，周围也出现了新的黑色斑状变化。另外，整体上病变的厚度也随之发生了变化（**图 3a**）。并且肛侧病变颜色和肿瘤直径也同样变得明显，周围的变化也是同样的（**图 1c**，**图 3b**）。据这个情况高度怀疑是恶性黑色素瘤，向患者推荐手术，且根据本人的希望再次制定了后续随诊计划。

15 个月后的内镜像（图 4） 虽然口侧的病变更大范围的进展，但未发现明显的隆起形成（**图 4a、b**）。在边缘部的 NBI 放大观察中，与之前的观察结果一样，在周围发现了树枝状血管并且有 IPCL，但是随着颜色的变化树枝状血管逐渐变得难以观察，在黑色变化的部分完全否认有树枝状血管（**图 4c**）。病变中心部确认有轻度扩张的 IPCL（**图 4d**）。

肛侧病变的范围也扩大了（**图 4e**），病变的色调变化也是在边缘部变淡，中心颜色变浓（**图 4f**）。在 NBI 放大观察中，随处可见

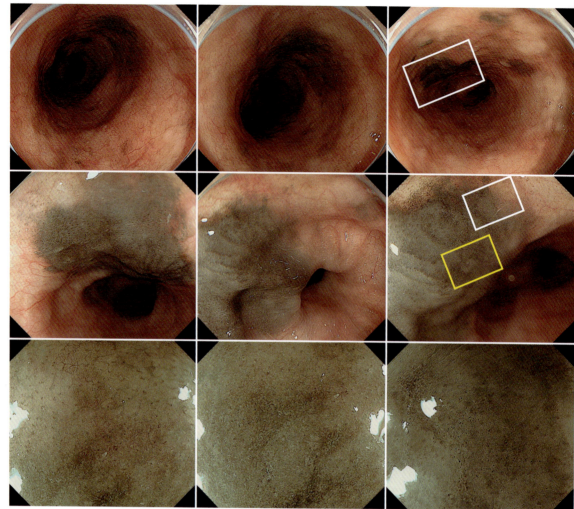

a	b	c
d	e	f
g	h	i

图1 [病例1]约2年随诊的恶性黑色素瘤，发现时

a~c 发现多数源自呈黑色调的斑状的不规则形的病变。

d c的白框部接近像。轻度隆起，黑色变化比周围的病变更明显。

e 由于蠕动导致病变变形，否认有僵硬。

f 在病变的边缘部，黑色变化是轻度的呈斑状。

g 病变周围的NBI放大像。确认有正常的IPCL和树枝状血管。

h f的白框部的NBI放大像。随着朝向病变中央颜色渐渐变深，黑色部分没有确认到树枝状血管，但能辨认出少量IPCL。

i f的黄框部的NBI放大像。确认有扩张后的IPCL。

与周围相比黑色变化较淡的类圆形的观察结果（**图4g、h**）。在超声内镜检查（endoscopic ultrasonography，EUS）中，只发现上皮以及黏膜固有层有轻度的低回声变化，否认黏膜下层的菲薄化和肥厚（**图4i**）。

在活检病理组织像中，基底层有小型的核小体，胞体内有黑色素颗粒，比上次异型度变高的多角形异型细胞更向上皮侧进展（**图4j、k**），否认p53阳性（**图4l**），但由于Ki-67阳性细胞为30%~40%（**图4m**），HMB45也为阳性（**图4n**），因此诊断为恶性黑色素瘤。

虽然再次建议患者进行手术，但由于合并重大疾病因此并未治疗，在发现约3年后不是因原发病死亡而是因急性心肌梗死死亡。

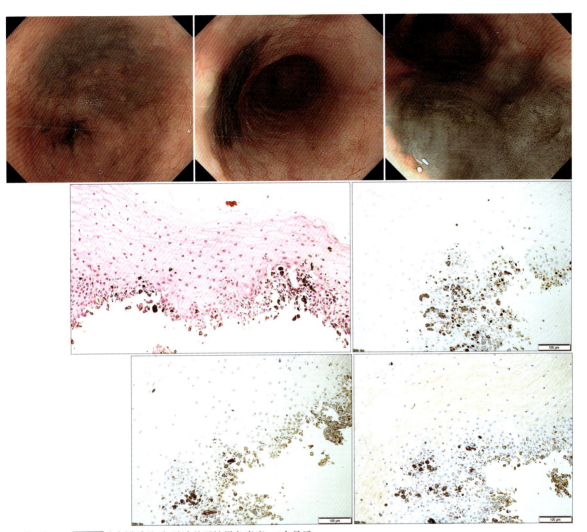

<table>
<tr><td>a</td><td>b</td><td>c</td></tr>
<tr><td></td><td>d</td><td>e</td></tr>
<tr><td></td><td>f</td><td>g</td></tr>
</table>

图2 [病例1]约2年随诊的恶性黑色素瘤，4个月后
a 否认有大小的变化。
b,c 在左壁病变黑色变得明显，病变的厚度也变得清晰。
d 活检病理组织像。在上皮基底层发现黑色素细胞的增生，发现轻度的细胞异型。
e~g 免疫染色。Ki-67阳性细胞为10%~20%（**e**），否认有p53阳性（**f**），HMB45一部分呈阳性（**g**）。

[病例2] 约4年随诊的恶性黑色素瘤（70多岁女性）。

发现时的内镜像（图5） 主诉是胃灼热，进行了上消化道内镜检查（esophagogastroduodenoscopy，EGD）。在胸中部中心发现大面积弥漫性淡灰白色~黑色的色素沉着，其边界不清晰（**图5**），在这个阶段诊断为黑变病（melanosis）。

28个月后的内镜像（图6） 胸上部~中部的食管黑色变浓，特别是在前壁侧发现边缘不规则并且稍有厚度表面平滑的区域。另外，主病变周围也有散在性的斑状黑色调色素沉着（**图6a、b**）。在图6b的黄框部的NBI放大观察中边界不清晰，在病变边缘部发现正常的IPCL，但是在病变内无法观察（**图6c**）。EUS显示，肿瘤只在黏膜层增厚，黏膜下层保留，诊断为黏膜固有层内的病变（**图6d**）。

在活检病理组织像中，发现了从纺锤形到

发现时	12 个月后

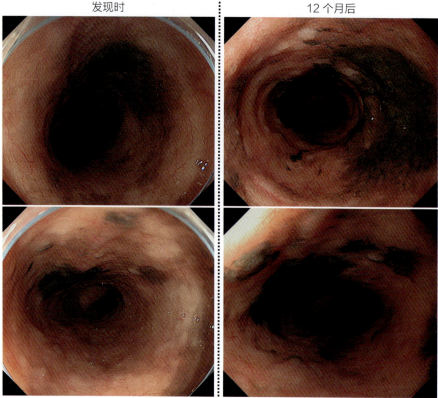

1a′	3a
1c′	3b

图3 ［**病例1**］约2年随诊的恶性黑色素瘤，发现时和12个月后的比较
a 与发现时相比，口侧病变的病变直径明显增大，黑色变化也整体变深，周围也有新的黑色斑状变化出现。另外，整体上病变也变得伴有厚度了。
b 肛侧的病变也同样，色调和肿瘤直径变得明显，周围的变化也相同。

多角形的肿瘤细胞，在细胞质内有黑色素。是原发性恶性黑色素瘤的组织学特征，发现黑色素细胞在上皮内浸润至基底层的影像（**图6e**）。免疫染色的 HMB45（**图6f**）以及 S-100（**图6g**）均呈弥漫性的阳性。在这个阶段虽然建议手术但也因为有重度的并发症，根据本人的意愿做无治疗随诊观察。

36 个月、42 个月、48 个月后的内镜像（图7） 36 个月后前壁侧的病变黑色变化明显，而且呈轻度隆起（**图7a**）。并且在 42 个月后，**图7b** 中的白色箭头部分也呈显著的隆起并且表面光滑柔软。48 个月后前壁的隆起增大到足以占满内腔，附近的病变也变为光滑的隆起增大，周围黑色平坦部也扩大了（**图7c**）。

在这个阶段出现吞咽障碍，施行了放射线

治疗（total 30Gy）。

黑变病（melanosis）病例

［**症例3**］ 小面积的黑变病（70 多岁女性）
内镜像（图8） 显示在距门齿 25cm 的胸部食管上段后壁有直径 15mm 大的边界不清晰的非常淡的黑色调平坦病变，色调不均一（**图8a**）。在 NBI 观察中有淡的褐色变化但是边界不清晰（**图8b**），在 NBI 放大观察也没有边界，在病变周围确认有 IPCL，但在病变内无法辨认（**图8c**）。另外，碘染色中，和周围黏膜同样没有显示不染区（**图8d**）。

活检病理组织像显示，基底层确认有黑素细胞，但未发现细胞异型，诊断为黑变病（**图8e**）。

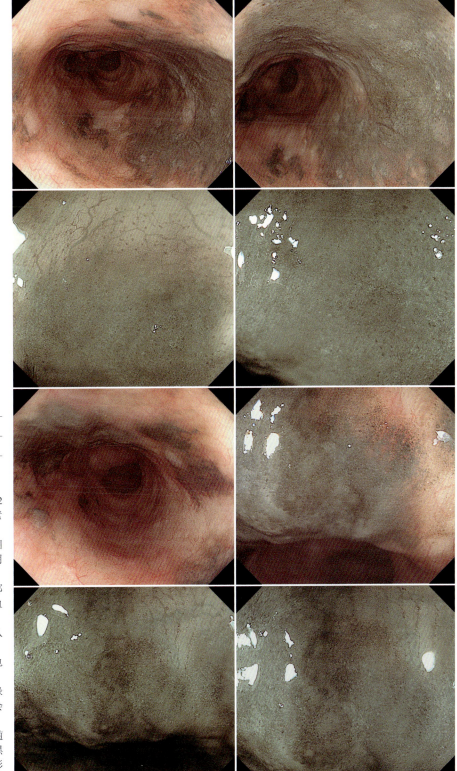

a	b
c	d
e	f
g	h

图4 ［病例1］约2年随诊的恶性黑色素瘤，15个月后

a,b 虽然在更大范围内进展，但是未见明显的隆起形成。

c 在黑色变化的部分完全没有树枝状血管。

d 在病变中心部确认有轻度扩张的IPCL。

e 肛侧病变的范围也扩大了。

f 色调变化也是边缘部变淡，朝向中心会随之变深。

g,h NBI放大像。随处可见与周围相比黑色变化较淡的类圆形的观察结果。

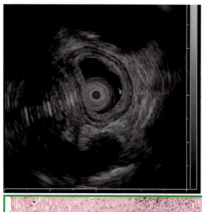
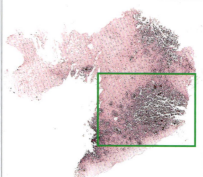

图4 （续）

i EUS像。只发现上皮以及黏膜固有层有轻度的低回声变化。

j,k 活检病理组织像。k是j的绿框部放大像。在基底层有小型的核小体，胞体内有黑色素颗粒，比上次异型度变高的多角形异型细胞更向上皮侧进展。

l~n 免疫染色。否认有p53阳性（l），但Ki-67阳性细胞为30%~40%（m），HMB-45也为阳性（n）。

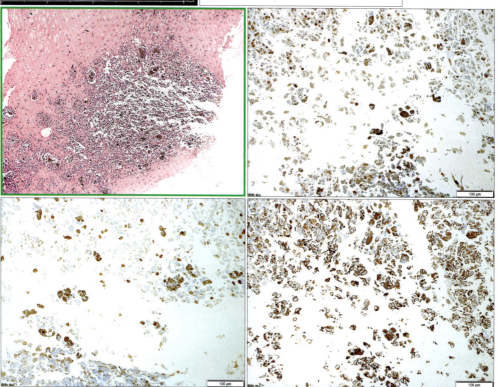

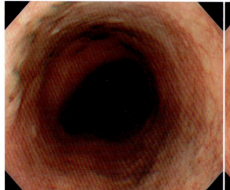
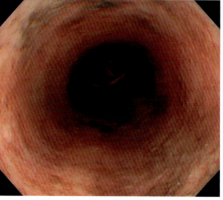

图5 ［病例2］约4年随诊的恶性黑色素瘤，发现时。发现大范围的弥漫性的淡灰色~黑色色素沉淀，其边界不清晰

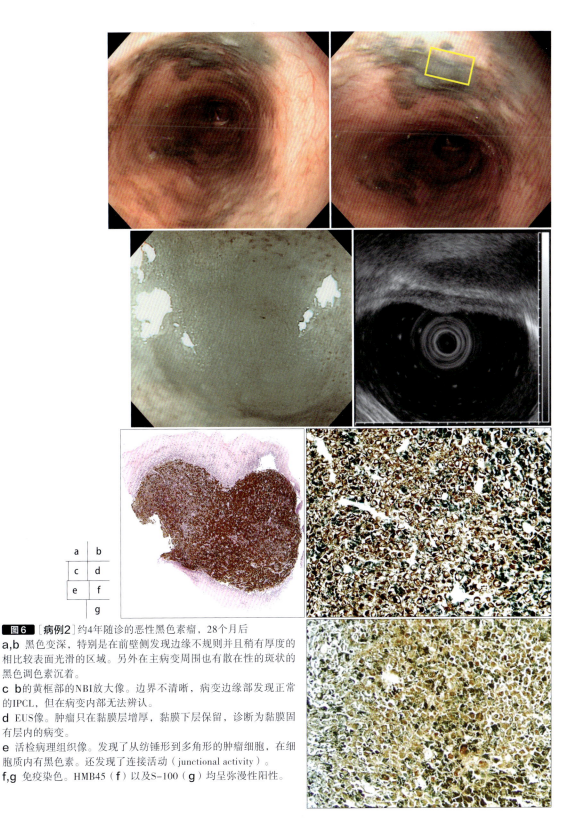

图6 [病例2] 约4年随诊的恶性黑色素瘤，28个月后

a,b 黑色变深，特别是在前壁侧发现边缘不规则并且稍有厚度的相比较表面光滑的区域。另外在主病变周围也有散在性的斑状的黑色调色素沉着。

c b的黄框部的NBI放大像。边界不清晰，病变边缘部发现正常的IPCL，但在病变内部无法辨认。

d EUS像。肿瘤只在黏膜层增厚，黏膜下层保留，诊断为黏膜固有层内的病变。

e 活检病理组织像。发现了从纺锤形到多角形的肿瘤细胞，在细胞质内有黑色素。还发现了连接活动（junctional activity）。

f,g 免疫染色。HMB45（**f**）以及S-100（**g**）均呈弥漫性阳性。

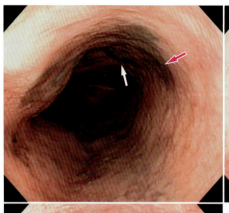
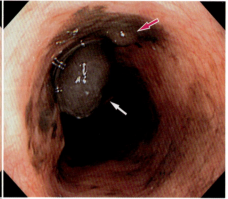
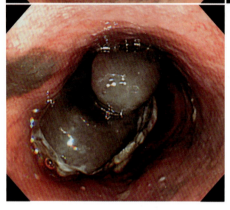

a	b
c	

图7 ［**病例2**］约4年随诊的恶性黑色素瘤，36个月、42个月、48个月后（分别对应a、b的白、红箭头的部位）

a　36个月后。前壁侧的病变黑色调变化明显，而且呈轻度隆起。

b　42个月后。白色箭头部分呈明显的隆起，表面是光滑柔软。

c　48个月后。前壁的隆起增大到足以占满内腔，附近的病变也变为光滑的隆起增大，周围黑色平坦部也扩大了。

［**病例4**］　大面积的黑变病（40岁多男性）。

内镜像（图9）　距门齿30cm的从胸部食管中段后壁到左壁约占半周，有深浅的茶色调变化且有透明感，其边界不清晰（**图9a、b**）。在NBI观察中，有非常淡的茶色调变化，可散见树枝状血管（**图9c**）。在活检病理组织中，在基底层的极少一部分确认有缺乏异型的黑色素阳性细胞（**图9d**）。

平坦型恶性黑色素瘤和黑变病的内镜鉴别要点（**表1**）

1. 一般内镜像

在恶性黑色素瘤的一般内镜像中，形成上升陡峭的亚蒂性隆起和有蒂性隆起，多呈黑色调的结节状乃至分叶状形态。其特征是表面有时伴有糜烂，比较光滑且有光泽感。不伴有癌的硬度，多伴有周围黏膜呈黑色素沉着的平坦病变，其发现以及诊断是相对比较容易的。但是关于颜色，根据肿瘤细胞产生的黑色素量的不同，也存在约10%的呈灰白色、褐色和蓝色的以及不含黑色素型。

在此次讨论中，认为在平坦型恶性黑色素瘤和黑变病的鉴别中，重要的点是色调和病变的厚度。即使一概用"黑色调"来表现，其浓度的程度在黑色素瘤中是完全的黑色，观察到的色调就像墨汁一样。

而黑变病的黑色调不同之处在于具有透明感且浓淡分明。因此，黑色素瘤的透光率低，完全无法辨认树枝状血管网，而黑变病则处处能观察到树枝状血管网。另外关于边缘性状，黑色素瘤的病变大多呈不规则形，病变的多数部分呈均匀的黑色，

边缘虽然略有黑色变化，但边界比较清晰也是其特征。另一方面，由于黑变病的色调伴随着浓淡色差，因此其边界往往不清晰。

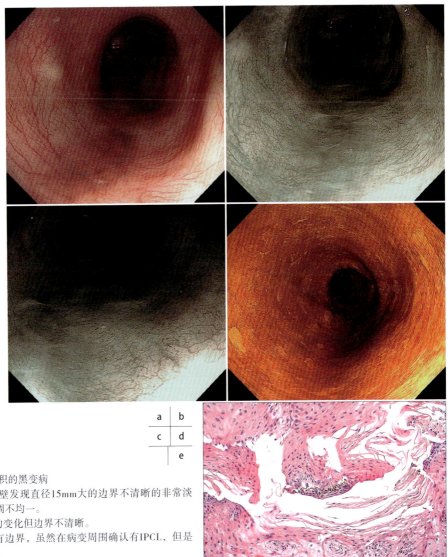

a	b
c	d
	e

图8 [病例3]小面积的黑变病

a 在胸部食管上段后壁发现直径15mm大的边界不清晰的非常淡的黑色平坦病变，色调不均一。

b NBI像。有淡褐色的变化但边界不清晰。

c NBI放大观察也没有边界，虽然在病变周围确认有IPCL，但是在病变内不能观察到。

d 碘染色。和周围黏膜同样，没有显示不染区。

e 活检病理组织像。基底层确认有黑素细胞，但否认有细胞异型，诊断为黑变病。

另外，即使是平坦病变，黑色素瘤在整体上具有若干厚度这一点也很重要，作为鉴别点黑变病与周围黏膜的厚度相同，呈现完全平坦。

有关这些颜色、血管透见像、厚度方面的差异，从病理学上来说，黑色素瘤是具有黑色素的异型细胞从基底层向上皮内及黏膜固有层一侧明显增殖，特别是有向上方发育的倾向，病变具有厚度且呈深黑色调，肿瘤细胞的透光性较低，因此无法辨认深部的树枝状血管。另一方面，黑变病虽然在基底层有含有黑色素颗粒的细胞增殖，但与黑色素瘤相比增殖能力较低，因此平坦、颜色较淡，而且血管通透性也比较好。

2. NBI像

至今为止，几乎没有针对两者的NBI像讨论的报告。黑变病整体上呈淡的褐色调变化，处处可见树枝状血管，但是完全没有观察到IPCL。在NBI弱放大观察中，黑色素瘤与周围

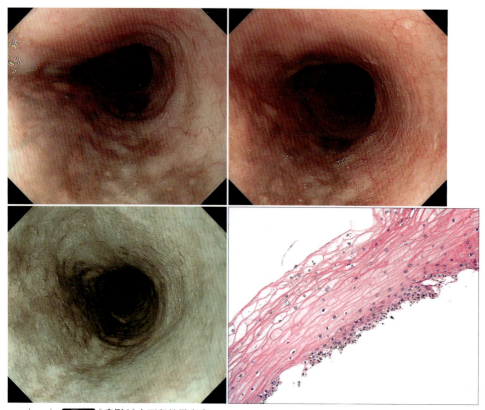

a	b
c	d

图9 [病例4]大面积的黑变病

a,b 从胸部食管中段后壁到左壁约占半周，有深浅的茶色调变化且有透明感，其边界不清晰。

c NBI像。有非常淡的茶色调变化，可散见树枝状血管。

d 活检病理组织。在基底层的极少一部分确认有缺乏异型的黑色素阳性细胞。

表1 平坦型恶性黑色素瘤与黑变病的内镜鉴别要点

	平坦型恶性黑色素瘤	黑变病
一般内镜像	·纯黑色的，与墨汁相似的黑色	·有透明感的黑色调
	·整体有厚度	·完全平坦
	·多数呈不规则形	·边界多不清晰
	·完全无法辨认树枝状血管网	·处处可观察到树枝状血管网
NBI像	扩张后的点状IPCL血管	完全观察不到IPCL

IPCL：intra-papillary capillary loop.

非肿瘤部黏膜相比，病变边缘呈极淡的褐色调变化，在这个部分能观察到少量树枝状血管网和IPCL。但是，包括病变中心部分在内的大部分区域呈深黑色，完全没有观察到树枝状血管和IPCL。但是在NBI强放大观察中，在[**病例1**]的病变中心部观察到了扩张后的IPCL，仅此次的讨论还不够充分，但认为黑色素瘤中扩张的点状IPCL的观察结果有可能成为与黑变病相鉴别的要点。也就是说，在上皮内鳞状细胞癌中，乳头内的血管扩张是特征之一，恶性的黑色素瘤也可能存在乳头内血管的扩张。

总结

对于恶性黑色素瘤的诊断理所当然最终必须要活检。但是，与其他的肿瘤一样，在通过内镜观察进行病理诊断之前，通过想象组织像进行诊断，在此次的平坦型恶性黑素瘤和黑变病的鉴别中也非常重要。由于是在非常少的病例中进行讨论，所以不可否认依据并不是很充分，但笔者认为必须经常在考虑两者的内镜差异的同时进行详细的观察以及与病理组织的对应。

参考文献

[1] Tachimori Y, Ozawa S, Numasaki H, et al. Comprehensiveregistry of esophageal cancer in Japan, 2012. Esophagus 16:221-245, 2019.

[2] Tachimori Y, Ozawa S, Fujishiro M, et al. Comprehensive registry of esophageal cancer in Japan, 2005. Esophagus 11:1-20, 2014.

[3] Tachimori Y, Ozawa S, Fujishiro M, et al. Comprehensive registry of esophageal cancer in Japan, 2006. Esophagus 11:21-47, 2014.

[4] Allen AC, Spitz S. Malignant melanoma ; A clinicopathological analysis of the criteria for diagnosis and prognosis. Cancer 6: 1-45, 1953.

[5] 幕内博康, 島田英雄, 千野修, 他. 特殊組織型の食道癌—内視鏡の立場から. 胃と腸 40:320-336, 2005.

[6] Sabanathan S, Eng J, Pradhan GN. Primary malignant melanoma of the esophagus. Am J Gastroenterol 84:1475-1481, 1989.

[7] Makuuchi H, Takubo K, Yanagisawa A, et al. Esophageal malignant melanoma:analysis of 134 cases collected by the Japan Esophageal Society. Esophagus 12:158 169, 2015.

[8] Arai T, Yanagisawa A, Kondo F, et al. Clinicopathological characteristics of esophageal primary malignant melanoma. Esophagus 13:17-24, 2016.

[9] Okumura T, Shimada Y, Ishizawa S, et al. Multiple hematogenous metastasis after curative surgery in a patient with pT1a-LPM pN0 primary malignant melanoma of the esophagus. Esophagus 10:184-191, 2013.

[10] Minami H, Inoue H, Satodate H, et al. A case of primary malignant melanoma in situ in the esophagus. Gastrointest Endosc 73:814-815, 2011.

[11] 大須賀崇裕, 佐川保, 佐藤康裕, 他. ESDにて切除した食道原発悪性黒色腫の1例. Gastroenterol Endosc 56:2156-2162, 2014.

[12] 上山浩也. 特異的な色調を示す病変の特徴と鑑別―表在型食道悪性黒色腫. 胃と腸 51:244-245, 2016.

[13] Ohashi K, Kato Y, Kanno J, et al. Melanocytes and melanosis of the oesophagus in Japanese subjects—analysis of factors effecting their increase. Virchows Arch A Pathol Anat Histopathol 417:137-143, 1990.

Summary

Differential Diagnosis of Malignant Melanoma and Melanosis in the Esophagus

Manabu Takeuchi[1], Akiko Takahashi[2],
Tsuneo Oyama, Satoru Hashimoto[3],
Shuji Terai

It is extremely important to detect, diagnose, and treat malignant melanoma in the early stage to improve the prognosis. It is essential to understand the endoscopic characteristics of malignant melanoma with small and flat characteristics, in which the depth of tumor invasion is shallow with a point for detection and the diagnosis. It is particularly important to be able to differentiate this type of tumor from melanosis. The color, thickness, and marginal form of both may act as differentiation points on the endoscopic image ; for melanoma, the color was found to be similar to that of India ink (dark black) with a general thickness, and it was believed that the border was relatively clear. However, the color of melanosis was light black, different from that of melanoma, and the branching vessels were observed as a flat lesion with an unclear margin. With the NBI (narrow band imaging) observation image, most of the blood vessels could not be seen in both the lesions, but expanded dots depicting IPCL (intra-papillary capillary loops) seen in the melanoma may facilitate differentiation from melanosis.

[1] Department of Gastroenterology, Nagaoka Red Cross Hospital, Nagaoka, Japan.

[2] Department of Endoscopy, Saku Central Hospital Advanced Care Center, Saku, Japan.

[3] Department of Gastroenterology, Niigata University, Graduate School of Medical and Dental Sciences, Niigata, Japan.

浅表型食管类基底细胞癌的内镜诊断
——以病理学为根据

高桥 亚纪子[1]

小山 恒男

摘要●以2003年12月—2016年2月为止施行了内镜切除术的10例浅表型食管类基底细胞癌（basaloid squamous carcinoma，BSC）为对象。仅由BSC构成的病变（pure BSC）有2例，表层被非肿瘤覆盖，均为T1a-LPM。BSC和SCC混合的病变（mixed BSC）为8例，其中7例是BSC在最深部，T1a-MM以深。1例是BSC露出。作为WLI的特征列举了SMT样隆起、平缓的边缘隆起、黄色颗粒，这些特征在8例的80%中被发现。NBI-ME观察下在单纯的BSC发现有JES Type B2，考虑通过菲薄化的非肿瘤上皮能透见BSC内的血管。混合的BSC是在表层被SCC（T1a- EP~LPM）覆盖的部位有JES Type B1、JES Type B2，反映出覆盖表层的SCC。

关键词 食管类基底细胞癌 SMT 样隆起 边缘隆起 黄色颗粒 Type B2

[1] 佐久医療センター内視鏡内科 〒385-0051 佐久市中込 3400 番地 28
E-mail : aurevoireurope@yahoo.co.jp

简介

食管类基底细胞癌（basaloid squamous carcinoma，BSC）是罕见的食管癌，根据日本食管学会全国调查 2012 年度的报告，其占食管原发性恶性肿瘤的 1.7%。其中多数是晚期癌，浅表型 BSC 的报告很少。这次详细讨论了浅表型 BSC 的内镜切除病例，并且掌握了其特征，因此在此报告。

对象和方法

以 2003 年 12 月—2016 年 2 月施行内镜切除术的 10 例浅表型 BSC 为对象，针对病理组织学所见、一般内镜像和 NBI（narrow band imaging）放大内镜（NBI with magnifying endoscopy，NBI-ME）像进行了比较及讨论。

研究对象性别为男性 7 例：女性 3 例，年龄中位数（范围）为 68（59~83）岁，部位为食管上段（Ut）1 例：食管中段（Mt）6 例：食管下段（Lt）3 例，宏观型是 0-Ⅱa 4 例：0-Ⅱc 3 例：0-Ⅱc+Ⅱa 3 例（**表1**）。内镜下黏膜切除术（endoscopic mucosal resection，EMR）1 例、内镜黏膜下剥离术（endoscopic submucosal dissection，ESD）9 例，完整切除率均为 100%。

结果

1.切除标本的病理学所见

1）组织型

仅由 BSC 构成的病变 [纯粹（pure）BSC]

表1 患者背景

性别		宏观型	
男性	7例	0–Ⅱa	4例
女性	3例	0–Ⅱc	3例
年龄中位数（范围）	68（59~83）岁	0–Ⅱc+Ⅱa	3例
占据部位		治疗手段	
食管上段	1例	EMR	1例
食管中段	6例	ESD	9例
食管下段	3例	一并完整切除率	100%

表2 肿瘤直径中间值

	pure BSC（n＝2）	mixed BSC（n＝8）
肿瘤长径	3mm	36（11~62）mm
BSC成分的长径	3mm	6（2~10）mm

BSC：basaloid squamous carcinoma.

表3 浸润深度

	pure BSC（n＝2）	mixed BSC（n＝8）
T1a–LPM	2	0
T1a–MM	0	3
T1b–SM1	0	1
T1b–SM2	0	4

表4 WLI所见的特征

	pure BSC（n＝2）	mixed BSC（n＝8）
SMT样隆起	1	3
边缘隆起	1	2
黄色颗粒	0	1

SMT：submucosal tumor.

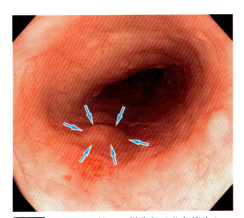

图1 mixed BSC 的 SMT样隆起（蓝色箭头）

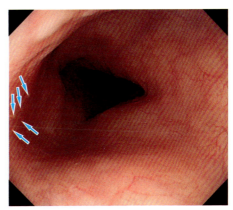

图2 mixed BSC 的黄色颗粒（蓝色箭头）

有 2 例，其表层被非肿瘤覆盖。另一方面，BSC 和鳞状细胞癌（squamous cell carcinoma，SCC）混合的病变（mixed BSC）有 8 例。其中 1 例是 BSC 露出，1 例为表层被非肿瘤覆盖，其余 6 例为表层被 SCC 覆盖。

2）肿瘤直径（**表2**）

纯粹（pure）BSC 肿瘤长径都是 3mm，混合（mixed）BSC 肿瘤长径分别是 36（11~62）mm、6（2~10）mm。

3）BSC 和SCC 的位置关系

8 例混合（mixed）BSC 中，在 SCC 中心存在 BSC 的有 6 例，从 SCC 的口侧至中心存在 BSC 的有 1 例，在肛侧存在的有 1 例，75%（6/8）在中心存在 BSC。

4）浸润深度（**表3**）

纯粹（pure）BSC 均为 T1a–LPM。混合（mixed）BSC 中，T1a–MM 3 例：T1b–SM1 1 例：T1b–SM2 4 例，8例中7例BSC是浸润到最深部。

表5　NBI-ME所见的特征

	pure BSC (n=1)	mixed BSC (n=6)
JES Type B1	0	3
JES Type B1+B2	0	2
SECN+JES Type B1	0	1
JES Type B2	1	0

SECN：subepithelial capillary network．

2.BSC的内镜特征

1）白光成像（white light imaging，WLI）所见（表4）

在纯粹（pure）BSC中，黏膜下肿瘤（submucosal tumor，SMT）样隆起1例，平缓的边缘隆起1例。混合（mixed）BSC中，SMT样隆起（图1，蓝色箭头）3例（其中2例为黄色），边缘隆起2例，黄色颗粒（图2，蓝色箭头）1例。这些特征在10例中有8例（80%）被发现。

2）NBI-ME所见（表5）

pure BSC 2例中1例进行了NBI-ME观察，认为是日本食管学会（Japan Esophageal Society）Type B2。推测即使是表层非肿瘤，也可以通过菲薄化的表层上皮透见BSC内的血管。8例mixed BSC中有6例施行了NBI-ME。仅Type B1为50%（3/6），Type B1+B2为33%（2/6），上皮下毛细血管网（subepithelial capillary network，SECN）+JES Type B1为17%(1/6)。在表层被SCC（T1a-EP~LPM）覆盖的部位，发现了JES Type B1、JES Type B2。

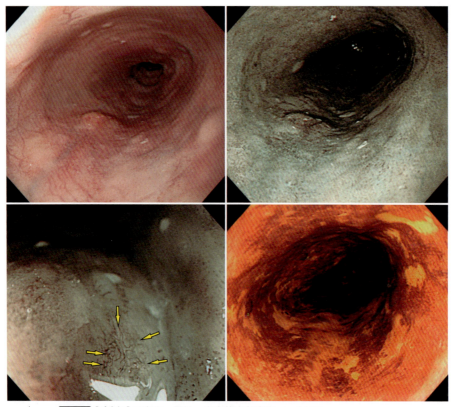

a | b
c | d

图3 ［病例1］60多岁，男性。在食管中部存在mixed BSC

a WLI像。在食管中部后壁发现结节样的SMT隆起，其周围边界不清晰且红肿。

b NBI像。呈BA。

c NBI-ME像。发现隆起上升部分无口径不同的网格血管，判断为SECN（黄色箭头）。在其周围发现JES Type B1。

d 碘染色像。呈边界略不清晰的不染区，其周围也多发不染区。

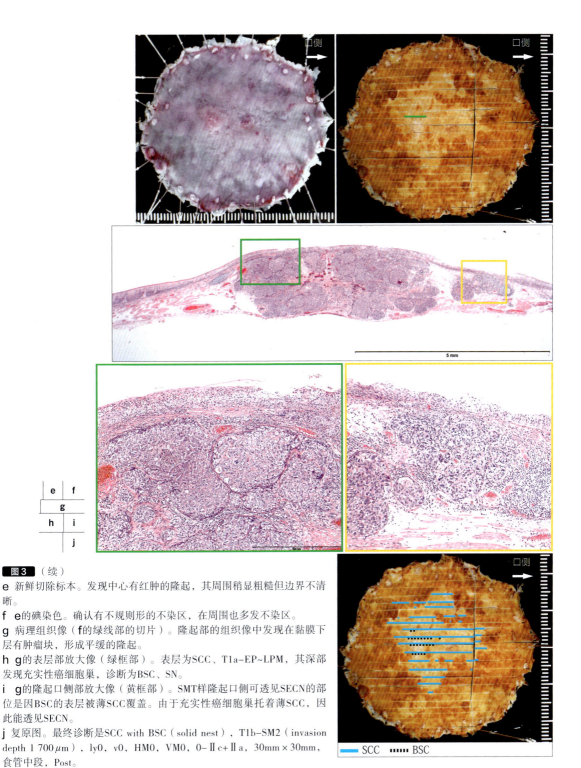

图3（续）

e 新鲜切除标本。发现中心有红肿的隆起，其周围稍显粗糙但边界不清晰。

f e的碘染色。确认有不规则形的不染区，在周围也多发不染区。

g 病理组织像（f的绿线部的切片）。隆起部的组织像中发现在黏膜下层有肿瘤块，形成平缓的隆起。

h g的表层部放大像（绿框部）。表层为SCC、T1a-EP~LPM，其深部发现充实性癌细胞巢，诊断为BSC、SN。

i g的隆起口侧部放大像（黄框部）。SMT样隆起口侧可透见SECN的部位是因BSC的表层被薄SCC覆盖。由于充实性癌细胞巢托着薄SCC，因此能透见SECN。

j 复原图。最终诊断是SCC with BSC（solid nest），T1b-SM2（invasion depth 1 700μm），ly0，v0，HM0，VM0，0-Ⅱc+Ⅱa，30mm×30mm，食管中段，Post。

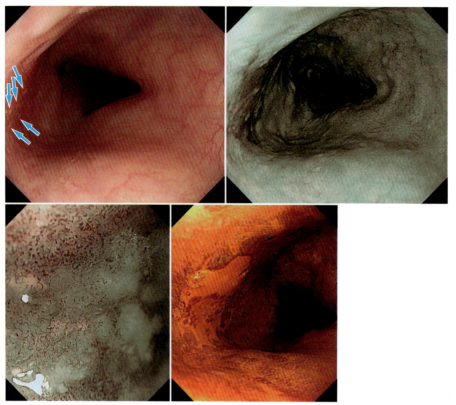

图4 ［病例2］60多岁，女性。在食管上段存在 mixed BSC

a WLI像。在食管上段左壁内部伴有多个黄色颗粒，有发红的浅凹陷性病变（蓝色箭头）。
b NBI像。呈BA。
c NBI-ME像。发现在黄色颗粒上有JES Type B1。
d 碘染色像。呈不规则形的不染区。

这反映了覆盖表层的 SCC。

病例

［症例1］ 60 多岁，男性。食管中段存在 mixed BSC.

WLI 观察发现在食管中段后壁有结节样的 SMT 样隆起，其周围边界不清晰且红肿（图 3a）。在 NBI 观察中呈褐色区域（图 3b），在 NBI-ME 中发现隆起上升部分无口径不同的网格血管，判断为 SECN（图 3c，黄色箭头）。其周围有保持袢状形成的不规则扩张的血管，判断为 JES Type B1 。

在碘染色中，呈边界略不清晰的不染区，其周围也多发不染区（图 3d）。根据以上，诊断为 SCC，0- Ⅱ b+ Ⅱ a，T1a-MM~T1b-SM1，

ESD 中一并切除。

新鲜切除标本中，发现中心有红肿的隆起，其周围稍显粗糙但边界不清晰（图 3e）。在碘染色中确认有不规则的不染，在周围也多发不染（图 3f）。图 3f 的绿线所示的隆起部的切片在图 3g 中示出。

黏膜下层有肿瘤块，形成了平缓的隆起（图 3g）。表层为 SCC，T1a-EP~LPM，其深部发现充实性癌细胞巢，诊断为 BSC，实心巢（solidnes，SN）（图 3h）。SMT 样隆起口侧可透见 SECN 的部位是因 BSC 的表层被薄 SCC 覆盖。由于充实性癌细胞巢托着薄 SCC，因此可透见 SECN（图 3i）。

复原图为图 3j（黑线：BSC；蓝线：SCC）。最终诊断为 SCC with BSC（solid

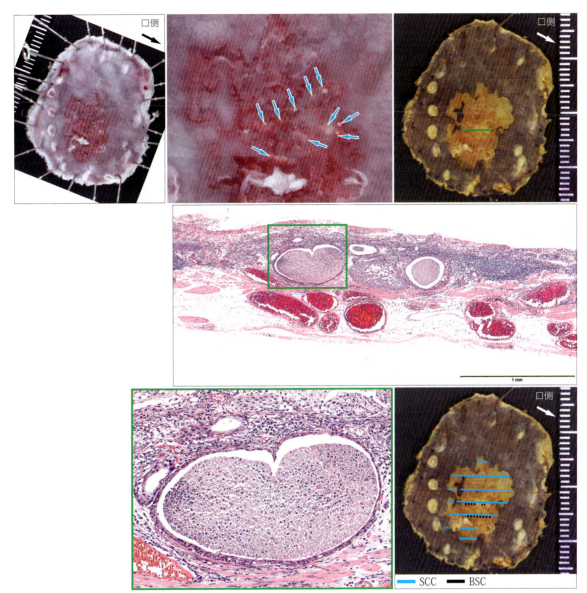

图4（续）

e ESD后的新鲜切除标本。发现有不规则形的发红凹陷。

f e的放大像。在中央存在数个大小不一的黄色类圆形的小颗粒（蓝色箭头）。

g e的碘染色像。红肿部分变成了不规则形的不染区。对这些黄色颗粒部进行了剖析（绿线）。

h 黄色颗粒部的病理组织像。表层被SCC、T1a-EP~LPM覆盖，黏膜固有层中发现导管样呈双层构造的腺腔，诊断为BSC、DD（导管分化）。

i h的放大像。在腺腔内发现有碎片，反映了黄色颗粒。

j 复原图。诊断为SCC with BSC，T1a-MM，ly0，v0，HM0，VM0，INFa，0-Ⅱc，16mm×12mm，Ut，Lt。

nest），T1b-SM2（浸润深度1 700μm），ly0，v0，H M0，VM0，0-Ⅱc+Ⅱa，30mm×30mm，Mt，Post。BSC形成SMT样隆起，是在最深部。

［病例2］ 60多岁，女性。在食管上段存在 mixed BSC。

WLI观察发现在食管上段左壁内部伴有多个黄色颗粒，有红肿的浅凹陷性病变（**图**

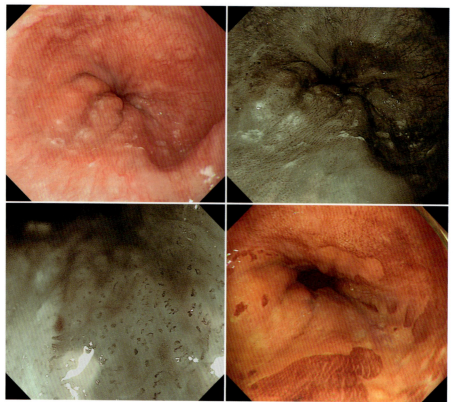

a	b
c	d

图5 [病例3] 80多岁，男性。在食管下段存在mixed BSC

a WLI像。在食管下段有边界不清晰的红肿，肛侧褶皱的宽度变大。
b NBI像。发现在后壁中心有亚全周性的BA。
c NBI-ME像。发现JES Type B1。
d 碘染色像。确认有亚全周性不染区。

4a）。在 NBI 观察中呈 BA（**图4b**），通过 NBI-ME 发现在黄色颗粒之上有 JES Type B1（**图4c**）。

在碘染色中呈不规则形的不染区（**图4d**）。根据以上，诊断为 SCC，0-Ⅱc，T1a-EP~LPM，ESD 中一并切除。

新鲜切除标本上发现有不规则形的发红凹陷（**图4e**），其中央存在数个大小不一的黄色类圆形的小颗粒（**图4f**）。在碘染色中发红部分变成了不规则形的不染区（**图4g**）。像图4g的绿线那样，对这些黄色颗粒部进行了剖析。表层被 SCC、T1a-EP～LPM 覆盖（**图4h**），黏膜固有层中发现导管样呈双层结构的腺腔，诊断为 BSC、DD（导管分化）。在腺腔内发现有碎屑，反映了黄色颗粒（**图4i**）。最终诊断

为 SCC with BSC，T1a-MM，ly0，v0，HM0，VM0，INFa，0-Ⅱc，16mm×12mm，Ut，Lt（**图4j**；黑线：BSC；蓝线：SCC）。

[病例3] 80多岁，男性，在食管下段存在混合（mixed）BSC。

WLI 观察发现，在食管下段有边界不清晰的红肿，肛侧褶皱的宽度增大（**图5a**）。在 NBI 观察中发现在后壁中心有亚全周性的 BA（**图5b**）。在 NBI-ME 中发现 JES Type B1（**图5c**）。在碘染色中确认有亚全周性不染区（**图5d**）。根据以上诊断为 SCC，0-Ⅱc，T1a-EP~LPM，ESD 中一并切除。

固定标本中黏膜粗糙，但边界不清晰（**图5e**）。在碘染色中呈不规则形的不染区，肛侧与齿状线（squamo columnar junction，SCJ）相

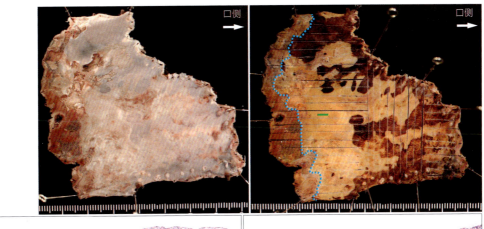

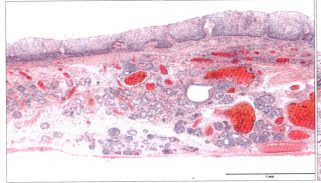

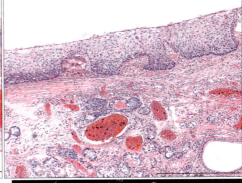

e	f
g	h
	i

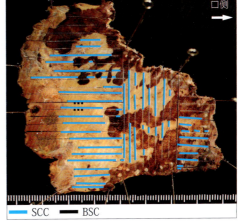

SCC ▬ BSC ▬

图5 （续）
e ESD后的固定标本。黏膜粗糙，但边界不清晰。
f 碘染色切除标本。呈不规则形的不染区，肛侧与SCJ相连接（浅蓝色线：SCJ）。
g 病理组织像（f的绿线部的切片）。表层被SCC、T1a-EP~LPM覆盖。从黏膜固有层到黏膜下层发现充实性的小细胞巢和腺管样构造，诊断为BSC、SN、Mt。
h g的放大像。
i 复原图。最终诊断是SCC with BSC（SN和食管中段），T1b-SM2（浸入深度1 000μm），ly0，v0，HM0，VM0，0-Ⅱc，60mm×57mm，食管下段-Ae，Post。

连（**图5f**；蓝线：SCJ）。**图5f**的绿线的病理组织像为**图5g**。表层被SCC、T1a-EP～LPM覆盖。

从黏膜固有层到黏膜下层发现充实性的小细胞巢和腺管样构造，诊断为BSC、SN、食管中段（microcyst and/or trabecular nest，MT）（**图5h**）。最终诊断为SCC with BSC（SN and Mt），T1b-SM2（浸入深度1 000μm），ly0，v0，HM0，VM0，0-Ⅱc，60mm×57mm，Mt

-Ae，Post（**图5i**；黑线：BSC；蓝线：SCC）最深部为BSC。本例由于小胞巢的BSC分散没有形成团块，因此没有呈SMT样隆起。

研究

在既往报道中，BSC的一般内镜所见的特征是隆起型较多，上升平缓。

在此次笔者们的讨论中除了SMT样隆起、

平缓的边缘隆起外，还发现了"黄色颗粒"这一观察结果。

这个"黄色颗粒"在病理组织学上是在向导管分化的部分的内腔中充满碎片的所见。因此，Kobayashi 等所提出的在多样性［SN、microcyst 和 / 或 食管中段、DD、CP（cribriform pattern）］中，DD 有特异的所见的可能性。

进行了 NBI-ME 的 6 例中 1 例是非肿瘤性上皮，5 例被浅表型 SCC 覆盖，没有 BSC 的表层露出。

5 例是 BSC 被 T1a-EP~LPM 的 SCC 所覆盖。NBI-ME 所见多种多样，JES Type B1 有 2 例，B1 和 B2 混合的有 2 例，SECN 和 B1 混合的有 1 例。这些都反映了覆盖表层的 SCC 的 NBI-ME 所见，没有反映黏膜固有层存在的 BSC 的异常血管的病例。另一方面，被非肿瘤性扁平上皮覆盖的 1 例中，确认为 JES Type B2。在本例中 BSC 存在于上皮下方，覆盖的扁平上皮极薄，只有 27 μm。由此推测，伴有 BSC 的异常血管是作为 JES Type B2 所透见的。

针对表层被非肿瘤性扁平上皮所覆盖的 BSC 的 NBI-ME 所见，竹内等表示"缺乏祥状结构的 Type B2 血管呈不规则树枝状或是网状分布，但血管的口径不同不明显"。还有铃木等报告了，"密集存在相互直径差异小的扩张后的血管"。

Kai 等报告了，"与厚且不规则分支的非环状血管共存的不规则环状微血管"。推测都是与 JES Type B2 相当的血管像。在表层被非肿瘤覆盖的纯粹（pure）BSC 中，暗示了可透见 BSC 的血管异常的可能性。

总结

作为浅表型 BSC 的特征，一般观察中呈现"SMT 样的隆起""平缓的边缘隆起"，此外还有"黄色颗粒"。

另一方面，NBI-ME 观察结果是根据覆盖表层的上皮不同而不同，如果表层被非肿瘤性扁平上皮覆盖，BSC 的血管结构有被透见的可能性。

但是，表层被 SCC 覆盖时，想要透视 BSC 特有的血管所见是很困难的。

参考文献

[1] Tachimori Y, Ozawa S, Numasaki H, et al. Comprehensive Registry of Esophageal Cancer in Japan, 2012. Esophagus 16:221-245, 2019.
[2] 友利彰寿, 小山恒男, 高橋亜紀子, 他. 特殊組織型の癌 —adenoid cystic component を伴った basaloid squamous cell carcinoma の 1 例. 胃と腸 46:750-756, 2011.
[3] Kobayashi Y, Nakanishi Y, Taniguchi H, et al. Histological diversity in basaloid squamous cell carcinoma of the esophagus. Dis Esophagus 22:231-238, 2009.
[4] 幕内博康, 島田英雄, 千野修, 他. 特殊組織型の食道癌—内視鏡の立場から. 胃と腸 40:320-336, 2005.
[5] 門馬久美子, 藤原純子, 加藤剛, 他. 隆起型食道腫瘍の鑑別診断—内視鏡の立場から. 胃と腸 48:292-307, 2013.
[6] 竹内学, 渡邉玄, 小林正明, 他. 通常・色素および NBI 併用拡大内視鏡が診断に有用であった食道類基底扁平上皮癌の 1 例. 胃と腸 48:355-361, 2013.
[7] 鈴木悠悟, 飯塚敏郎, 菊池大輔. 特殊組織型食道癌の拡大内視鏡診断. 胃と腸 53:1372-1382, 2018.
[8] Kai Y, Kato M, Hayashi Y, et al. Esophageal early basaloid squamous carcinoma with unusual narrowband imaging magnified endoscopy findings. World J Gastroenterol 20:12673-12677, 2014.

Summary

Endoscopic Diagnosis of Superficial Basaloid Squamous Carcinoma of the Esophagus：Pathology Based Assessment

Akiko Takahashi[1], Tsuneo Oyama

This study comprised 10 patients with superficial basaloid squamous carcinoma (BSC) of the esophagus who underwent endoscopic resection between December 2003 and February 2016. Two patients had lesions consisting BSC alone (pure BSC), covered by non-neoplastic epithelium ; the lesions in both these patients were T1a-LPM. Eight patients had lesions comprising BSC and squamous cell carcinoma (SCC) (mixed BSC) ; of these patients, seven had BSC in the deepest part, with T1a-MM or deeper, and one patient had an exposed BSC.

In eight patients (80%), lesion characteristics observed using white-light imaging included submucosal tumor (SMT)-like protrusions, protrusions with gently sloping margins, and yellowish granules.

Using narrow-band imaging magnification, we observed Japan esophageal society classification (JES) type B2 in patients with pure BSC. The vascular pattern within BSC was observed through the thin non-neoplasia epithelium. In patients with mixed BSC, at the site of the superficial layer covered by SCC (T1a-EP~LPM), both JES type B1 and JES type B2 were observed, which were perceived to reflect SCC covering the superficial layer.

A new finding of yellowish granules was found in this study.

[1]Department of Endoscopy, Saku Central Hospital Advanced Care Center, Saku, Japan.

食管神经内分泌细胞肿瘤的内镜诊断

岩坪 太郎 [1]

石原 立

北村 昌纪 [2]

松野 健司 [1]

岩上 裕吉

井上 俊太郎

中平 博子

松浦 伦子

七条 智圣

前川 聪

金坂 卓

山本 幸子

竹内 洋司

东野 晃治

上堂 文也

中冢 伸一 [2]

摘要● 现行的《食管癌处理规定（第11版）》中，食管的神经内分泌细胞肿瘤包括神经内分泌肿瘤（neuroendocrine tumor，NET G1 / G2）和神经内分泌细胞癌（neuroendocrine carcinoma，NEC），都是罕见的疾病，特别是食管NET在消化道NET中也极为罕见，关于内镜观察的报告很少。另外，遇到的食管NEC大多是晚期癌，极少能发现浅表癌。食管NEC与一般的鳞状细胞癌相比预后不良，化疗方案不同，因此要求治疗前做出正确的诊断，但即使是"金标准"的活检诊断，无法得到确定诊断的情况也很多。因此理解本疾病的内镜上的特征，疑似的时候与病理医生协作尽量努力地筛查是很重要的。

关键词　内分泌肿瘤　食管神经内分泌肿瘤　神经内分泌细胞癌　内镜诊断

[1]大阪国際がんセンター消化管内科　〒541–8567大阪市中央区大手前3丁目1–69
[2]同　病理・細胞診断科

简介

消化道的神经内分泌肿瘤原本表示类癌肿瘤 carcinoid tumor）以及内分泌细胞癌（endocrine cell carcinoma），在 2010 年的 WHO 分类中，根据神经内分泌肿瘤（neuroendocrine tumor，NET）的分化程度和肿瘤细胞的增殖活性制定了病理学的级别（Grade）分类，分为 NET G1［类癌（carcinoid）］/G2 以及神经内分泌细胞癌（neuroendocrine carcinoma，NEC）。另一方面，根据日本的《食管癌处理规定（第 10 版）》，作为上皮性恶性肿瘤之一的内分泌细胞性肿瘤

包括类癌和内分泌细胞癌。在现在的第 11 版中，神经内分泌肿瘤（neuroendocrine tumor，NET G1 / G2）和神经内分泌细胞癌（neuroendocrine carcinoma，NEC）属于食管的神经内分泌细胞肿瘤，前者相当于旧分类的类癌肿瘤，后者相当于内分泌细胞癌。

在日本消化道 NET 各脏器中发生率最高的是直肠（35%），食管是 1.8%，极为罕见。而 NEC，根据日本食管学会 2012 年的统计，占食管原发性恶性肿瘤的 0.4%，在消化道原发 NEC 中，食管的发生率最高，为 37% ~ 44%。食管 NET 是很罕见的疾病，迄今为止内镜诊断的汇

总报告很少。尽管 NEC 是预后不良的疾病，但据报告，消化道的 NEC 很难进行活检诊断。

也有报告称，包括食管和胃在内，通过活检标本可以诊断 NEC 的占 16.7%。

由于食管神经内分泌细胞肿瘤与一般型的鳞状细胞癌的化疗方案不同等，活检诊断的结果会影响治疗方案的制定，因此如果怀疑是本病，需要积极进行免疫组化等检查。在此，参考过去的文献报告，将食管神经内分泌细胞肿瘤的内镜特征分为 NET 和 NEC 进行概述，以笔者所在医院收集的病例为中心提示内镜像。

内镜诊断

1. NET

食管 NET 是黏膜下肿瘤（submucosal tumor，SMT）的形态，作为鉴别列举出显示 SMT 样形态的特殊型食管癌等。据原冈介绍，截至 2009 年，日本国内外有 32 例食管类癌的报告，年龄为 50 多岁居多［平均年龄（57.5 ± 12.6）岁］，性别是男性居多（男性 23 人：女性 9 人）。肿瘤位于食管下段居多，平均肿瘤直径（范围）为（3.2 ± 2.7）（0.2~12）cm，1cm以下的最多（6 例）。宏观形态以隆起型最多，伴有溃疡的隆起病变有 12 例，SMT 样病变 8例，息肉状病变 8 例。另外，在内镜观察中，消化道类癌多呈黄色，但 Yagi 等报告了呈红色的 SMT 样隆起的食管类癌。佐藤等也报告了同样呈深红的 SMT 样隆起，在肿瘤表层的扁平上皮上可以看到由肿瘤引起的挤压和菲薄，因此能很清楚地透视肿瘤内丰富的血管。

2.NEC

根据来自日本的伊井等的报告，发病年龄多在 60 岁左右，男女比例为 3.4∶1，男性居多。肿瘤位于食管中段居多，占 56%，其次是食管下段，占 32.1%。宏观形态以溃疡局限型最多（40%），其次是隆起型（27.1%），伴有中心凹陷的隆起型（18.8%），浅表型仅占 2.4%。并且浅表型、隆起型、隆起 + 凹陷型均在 5cm 以下，推测随着肿瘤直径的增大，会从表面被正常黏膜覆盖的隆起型病变到伴有中心凹陷和溃疡形成的隆起型，再变成溃疡浸润型的形态。

另外，在幕内等的报告中，内镜的特征有：①以隆起为主体，②正常黏膜上皮的覆盖，③肿瘤的上升陡峭，④凹凸不规则，⑤糜烂、溃疡呈浅而光滑的溃疡面等。食管 NEC 呈现这种形态的原因，可能是从黏膜上皮基底层附近发生并且向下生长，从黏膜固有层向黏膜下层浸润发育。显示上皮下发育倾向，被非肿瘤性扁平上皮覆盖，被认为是活检诊断率低的原因之一。另外，根据 Takubo 等的研究，癌组织都是以 NEC 纯粹型和其他组织型的癌混合的复合型存在的。复合型在欧美多可见与腺癌并存，但在日本以鳞状细胞癌居多，据报告 NEC 大约半数是复合型。

另外，在色素内镜像（碘染色）中，覆盖的非肿瘤性上皮在菲薄化时显示淡染，而明显的糜烂形成部位呈现不染。以 2 型为中心的凹陷性病灶的环堤外侧边缘也多显示清晰的碘染色。在并存鳞状细胞癌的复合型中，伴有鳞状细胞癌的上皮内进展时，在主病灶可见连续的碘不染。千野等认为有 30.2% 可见上皮内进展。针对食管 NEC 的 NBI（narrow band imaging）放大观察的相关报告很少。有发现符合日本食管学会放大内镜分类的 Type R（reticular）的血管的报告，也有未发现的报告。Type R 在 por SCC（squamous cell carcinoma）和 INFc 以及显示特殊组织型的病变中可见，在放大内镜观察中发现 Type R 异常血管时，有必要将 NEC 作为鉴别对象。

笔者所在医院的病例

在笔者所在医院 2006 年 1 月—2018 年 11月施行了活检、内镜治疗及外科手术的病例中，病理学上诊断为食管神经内分泌细胞肿瘤的病例有 22 例，食管 NET 1 例和食管 NEC 21 例。病例的详情见**表1**。

[**病例 1，图 1**] 40 多岁女性。上消化道内镜检查（esophagogastroduodenoscopy，EGD），

表1 在笔者所在医院的食管神经内分泌细胞肿瘤的病例

病例	NET/ NEC	最终病理诊断	性别	年龄	部位	内镜像	内镜大小	SMT样隆起	壁内转移	SCC并存	术前活检 NEC/NET	cStage	pStgae	治疗	转归	时间
1	NET	EMR	F	49	食管下段	SMT样隆起	3mm	+	-	-	-	cT1N0M0	pT1a	EMR	不明	不明
2	NEC	ESD	M	68	食管中段	伴有角化的0-II型	20mm	+	-	+	-	cT1bN0M0	pT1b	ESD/Chemo	生存	8个月
3	NEC	Ope	F	72	食管中段	有红肿凹陷的0-I型	10mm	+	-	-	+	cT2N0M0	pT3N3M0	Ope/Adjuvant	生存	8个月
4	NEC	Ope	M	64	食管下段	伴有凹陷的0-II型	15mm	+	-	-	+	cT1bN1M0	pT1bN1M0	Ope/Adjuvant	生存	5年
5	NEC	Ope	M	66	食管中段	边缘被非肿瘤黏膜覆盖的3型	20mm	-	+	+	+	cT2N4M0	CT-pT0N4M0	NAC/Ope	死亡	7个月
6	NEC	Ope	M	63	食管中段	有凹陷的0-I型	45mm	+	-	+	-	cT2N0M0	pT2N1M0	Ope/Adjuvant	死亡	13个月
7	NEC	Ope	M	73	食管下段	有白苔的大的0-I型	100mm	-	-	-	+	cT4N2M0	CT-pT3N2M0	NAC/Ope	生存	7年
8	NEC	Ope	M	64	食管下段	边缘被非肿瘤黏膜覆盖的2型	30mm	-	+	+	+	cT2N4M0	CT-pT2N2M0	NAC/Ope/ Adjuvant	死亡	12个月
9	NEC	Bx	M	61	食管上段	边缘被非肿瘤黏膜覆盖的2型	30mm	-	-	-	+	cT2N1M0		CRT	死亡	13个月
10	NEC	Bx	F	47	食管中段	伴有表在病变的全周性的2型	70mm	-	+	+	+	cT3N4M1		CRT	死亡	12个月
11	NEC	Bx	F	59	食管中段	有溃疡的1型	40mm	+	+	-	+	cTxN4M1		Chemo	死亡	3个月
12	NEC	Ope	M	72	食管下段	伴有凹陷的0-II型	70mm	-	-	-	-	cT2N4M0	CT-pT2N4M0	NAC/Ope	死亡	13个月
13	NEC	Ope	M	62	食管上段	伴有白苔的表面不规则的0-II型	20mm	+	+	-	+	cT1bN0-1M0	CT-pT1bN2M0	NAC/Ope/ Adjuvant	不明	不明
14	NEC	Ope	M	82	食管中段	边缘被非肿瘤黏膜覆盖的2型	60mm	-	+	+	-	cT3N1M0	CT-pT3N2M0	NAC/Ope	死亡	4个月
15	NEC	Ope	M	64	食管中段	边缘被非肿瘤黏膜覆盖的2型	50mm	-	+	-	-	cT3N2M0	CT-pT3N0M0	NAC/Ope/ Adjuvant	死亡	9个月
16	NEC	Ope	M	61	Mt	伴有溃疡的1型	80mm	+	-	-	+	cT3N1M0	CT-pT1bN0M0	NAC/Ope/ Adjuvant+RT	生存	24个月
17	NEC	ESD	M	70	Mt	伴有糜烂的0-I型	15mm	+	-	-	-	cT1bN4M1（CRT后の再発）	pT1b	ESD/CRT	死亡	16个月
18	NEC	Ope	F	68	Mt	边缘被非肿瘤黏膜覆盖的2型	50mm	-	+	+	+	cT3-4bN3M0	CT-pT3N2M0	NAC/Ope	生存	8个月
19	NEC	EMR	M	64	Ut	有发红凹陷的0-II型	5mm	+	-	-	-	cT1-2N0M0（CRT后の再発）	pT1a	EMR/CRT	生存	13个月
20	NEC	Bx	M	81	Mt	在顶部有凹陷的1型	20mm	+	+	+	+	cT2N0M0		RT	生存	3个月
21	NEC	Bx	M	75	Lt	边缘被非肿瘤黏膜覆盖的3型	50mm	-	+	+	+	cT3N4M1		Chemo	生存	3个月
22	NEC	Ope	M	68	Lt	伴有表面病变的巨大的1型	70mm	-	+	+	+	cT3N1M0	CT-pT2N2M0	NAC/Ope	生存	6个月

NEC: neuroendocrine carcinoma; NET: neuroendocrine tumor; EMR: endoscopic mucosal resection; ESD: endoscopic submucosal dissection; Ope: operation; Bx: biopsy; Lt: lower thoracic esophagus; Mt: middle thoracic esophagus; Ut: upper thoracic esophagus; SCC: squamous cell carcinoma; SMT: submucosal tumor; CRT: chemoradiotherapy; NAC: neoadjuvant chemotherapy; RT: radiation therapy; Chemo: chemotherapy.

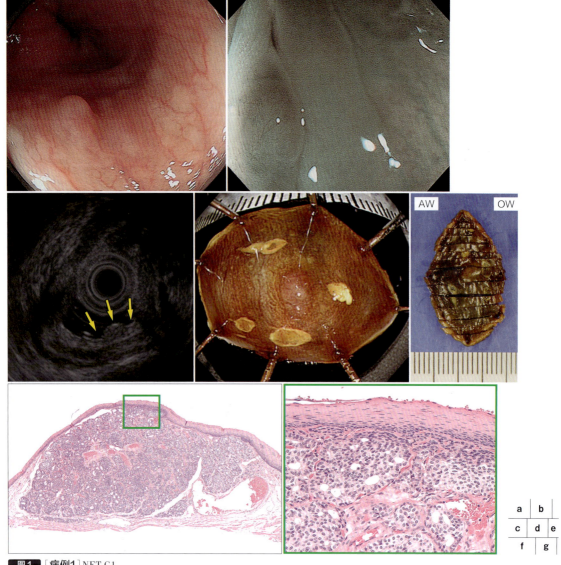

图1 [病例1]NET G1

a 一般内镜像。发现距门齿38cm后壁侧有黄色的、3mm大的SMT样隆起。

b NBI放大像。隆起的顶部可见淡淡的茶色，边界不清晰，表面被正常黏膜所覆盖。未见异常的血管。

c EUS像。发现与第2层（黏膜固有层）连续的3mm大的低回声肿瘤（黄色箭头）。

d 新鲜切除标本。病变部用碘染色。

e 福尔马林固定后的标本。

f 病理组织像。发现在黏膜固有层生长的 NET G1。水平切缘是阴性。

g f的绿框部放大像。表层被正常的扁平上皮所覆盖。

a	b
c	d	e
f	g

发现距门齿 38cm 后壁侧有 3mm 大的 SMT 样隆起（**图 1a**）。表面被正常上皮覆盖，在 NBI 观察中未见茶色区域和异常血管（**图 1b**）。在内镜超声检查（endoscopic ultrasonography, EUS）中是与第 2 层（黏膜固有层）连续的 3mm 大的低回声肿瘤（**图 1c**）。针对该病变随后进行内镜下 EMR-C 切除［使用带帽的内镜（endoscopic mucosal resection using a cap-fitted panendoscope）］（**图 1d**），病理组织学诊断为 NET G1，4mm×3mm，pT1a，ly0，

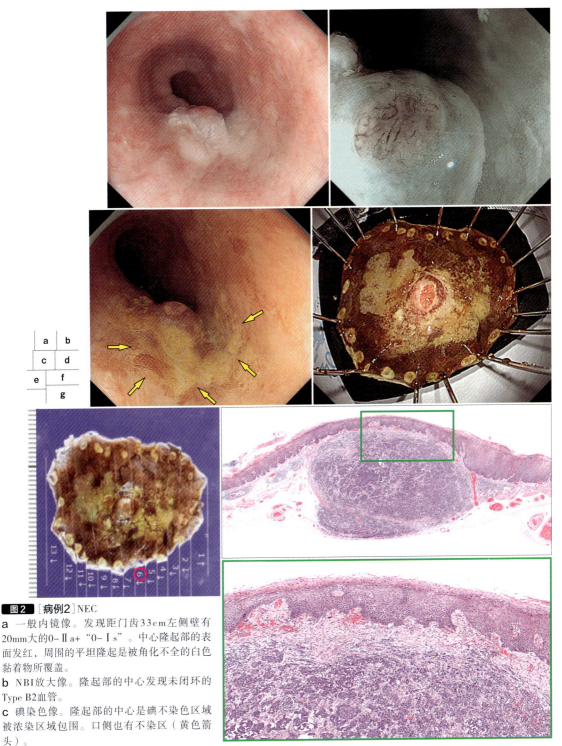

图2 [病例2] NEC

a 一般内镜像。发现距门齿33cm左侧壁有20mm大的0-Ⅱa+"0-Ⅰs"。中心隆起部的表面发红，周围的平坦隆起是被角化不全的白色黏着物所覆盖。

b NBI放大像。隆起部的中心发现未闭环的Type B2血管。

c 碘染色像。隆起部的中心是碘不染色区域被浓染区域包围。口侧也有不染区（黄色箭头）。

d 新鲜切除标本。

e 切割图。

f 切片6的病理组织像。隆起（NEC）部分的放大像。在向黏膜固有层、黏膜下层的浸润部发现神经内分泌癌（小细胞型）。表层被一般的鳞状细胞癌覆盖。

g f的绿框部放大像。表层被浅表性的鳞状细胞癌所覆盖，与碘不染区一致可见鳞状细胞癌并存。

v0, 边缘阴性（margin negative），syn（+），CgA（+），MIB-1 LI 不足 2%（**图 1e~g**）。

[**病例 2，图 2**] 60 多岁男性。通过 EGD 发现距门齿 33cm 左壁侧有 20mm 大的 0-Ⅱa +"0-Ⅰs"（**图 2a**）。中心有红肿的隆起，隆起的顶部通过 NBI 放大观察发现未形成环状的 Type B2 血管，但未见相当于 Type R 的血管（**图 2b**）。在碘染色中，隆起的顶部和周围的平坦隆起的部分呈不染~淡染（**图 2c**）。术前的活检是鳞状细胞癌，考虑到可能是 cT1b 的一般型鳞状细胞癌和平滑肌瘤等合并 SMT 的黏膜内癌，但根据患者的意愿进行了内镜黏膜下剥离术（endoscopic submucosal dissection，ESD）（**图 2d**）。ESD 切除的病理组织学诊断结果是，NEC 伴有鳞状细胞癌成分，NEC 部分发现 SM2（500μm）浸润（**图 2e~g**）。

[**病例 3，图 3**] 70 多岁女性。通过 EGD 发现距门齿 34cm 左壁侧有 10mm 大的 SMT 样隆起（**图 3a**）。顶部呈凹陷并且轻度红肿，在 NBI 放大观察中发现了未成环状的不规则走向的血管（**图 3b**）。碘染色中只有顶部呈不染区（**图 3c**）。在 EUS 中可见从黏膜层到黏膜下层有内部回声不均匀的低回声肿瘤（**图 3d**）。从该部进行的深挖活检诊断为 NEC，内镜认为是 cT1b，但通过 CT、正电子发射断层扫描与计算机断层扫描（positron emission tomography with computed tomography，PET-CT）诊断为 cT2N0M0，Stage Ⅱ，进行了手术治疗。病理组织为 NEC 诊断，隆起部周围有大范围的浸润，肿瘤直径达到 65mm×55mm。表层大致被非肿瘤黏膜覆盖，隆起周围的正常上皮下有大范围的肿瘤浸润，显示了 INFc 的浸润生长形式（**图 3e、f**）。最终诊断为 pT3N3M0，Stage Ⅲ。

[**病例 4，图 4**] 60 多岁男性。通过 EGD 发现距门齿 35cm 后壁侧有 5mm 大、白色的 0-"Ⅱa"+Ⅱc（**图 4a**）。在 NBI 观察中发现中心的凹陷部分是未成环状的 Type B2 血管（**图 4b、c**）。在碘染色中，与凹陷部分一致，呈粉红色征的不染区（**图 4d**）。病变的隆起部分

的活检为 NEC，CT 和 PET-CT 未发现明显的转移性病变，进行了手术治疗。病理组织学诊断为内分泌细胞癌（endocrine cell carcinoma），pT1b（SM3），pN1（**图 4e、f**）。

笔者所在医院病例的整理

在笔者所在医院中食管 NEC 男性 17 例，女性 4 例，男性居多，年龄中位数（范围）为 66（47~82）岁，病变局限在胸部食管中段（12 例）最多，其次是胸部食管下段（6 例），胸部食管上段（3 例）。宏观形态是 2 型或 3 型加起来共有 8 例之多，隆起型（1 型）5 例，伴有表面凹陷的隆起型（0-Ⅰ+Ⅱc 和 0-Ⅱa+Ⅱc）5 例。大约半数的病例（10 例）是合并鳞状细胞癌的混合型 NEC。这些肿瘤的性质、位置、表面形态外观、病理组织学所见大致与既往报道一样。NEC 在浅表癌的阶段呈 SMT 样的隆起性病变，随着病变的发展，经过伴有中心凹陷和溃疡形成的隆起型，最后呈溃疡浸润型的形态。如果出现 SMT 样的隆起，可以怀疑是 NEC，但如果发展成 2 型或 3 型，则很难与一般的鳞状细胞癌进行鉴别。

在笔者经治的病例中，呈现隆起的病变（0-Ⅰ/Ⅱa 和 1 型）中，77%（10/13 例）的病例从 SMT 样的形态可以怀疑是 NEC。另一方面，呈 2 型和 3 型的话则难以与鳞状细胞癌进行鉴别，其中 75.0%（6/8 例），有较多的病例具有怀疑壁内转移的观察结果（**图 5**）。由此可见，当怀疑主病变周围有壁内转移时，应考虑 NEC 的可能性。另外，在笔者经治的病例中，通过 NBI 放大观察，未发现相当于 Type R 的血管。虽然有报告说 NEC 可见 Type R 血管，但并不一定是 NEC 典型性的，而应作为辅助诊断标准。

21 例中在治疗前经活检诊断为 NEC 的有 15 例，6 例通过内镜切除或手术才首次诊断为 NEC，除去放化疗（chemoradiotherapy，CRT）后的复发例，其余 5 例的术前诊断均为鳞状细胞癌。也有施行了术前化疗的病例，从笔者经治的病例的切除标本中很难做出正确的评价，原因是术前无法诊断为 NEC 的病例为混合型，

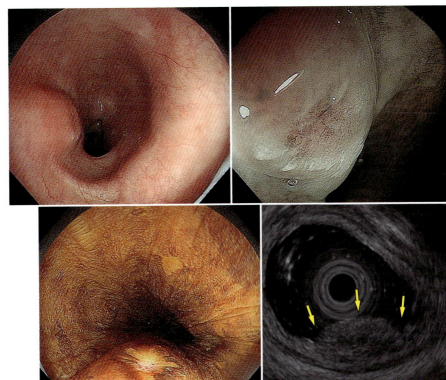

图3 ［病例3］NEC

a 一般内镜像。发现距门齿34cm左壁侧有10mm大的SMT样的隆起。隆起的上升陡峭且顶部是呈轻度发红的浅凹陷。

b NBI放大像。顶部为淡茶色且被正常上皮覆盖，可见不成环的细的不规则血管。也可见一部分扩张后的血管。

c 碘染色像。顶部呈不染区。

d EUS像。可见从黏膜层到黏膜下层有内部回声不均匀的低回声肿瘤（黄色箭头）。

e 复原图。在内镜上能确认隆起的周围也有大面积癌的浸润。

f 病理组织像。多发NEC的胞巢，显示INFc的浸润形式。

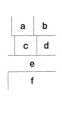

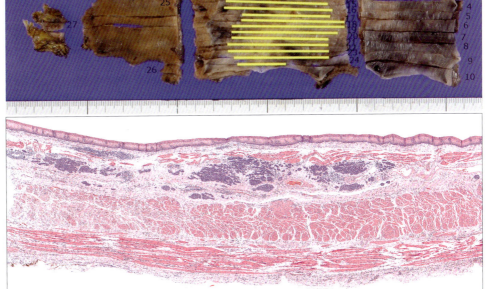

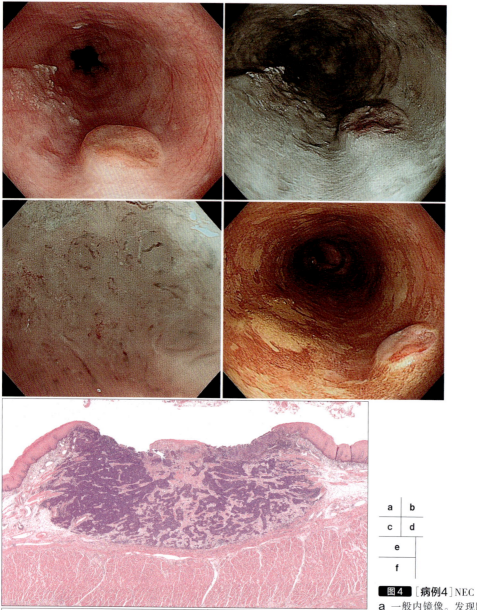

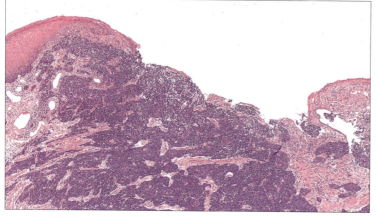

a	b
c	d
e	
f	

图4 ［病例4］NEC

a 一般内镜像。发现距门齿35cm后壁
侧有15mm大的0-"Ⅱa"+Ⅱc病变。
白色隆起的上升部陡峭且中心部的凹
陷呈轻度发红。

b NBI非放大像。与中心的凹陷部一
致，发现褐色区域。

c 凹陷部中心的NBI放大像。发现不
成环的不规则的相当于B2的血管。未
见与Type R相当的血管。

d 碘染色像。隆起病变的表面是呈粉
红色征的不染区。

e 病理组织像。发现黏膜下有浸润的
小细胞神经内分泌癌。

f e的弱放大像。虽然是表层癌也有一
部分被正常上皮覆盖。

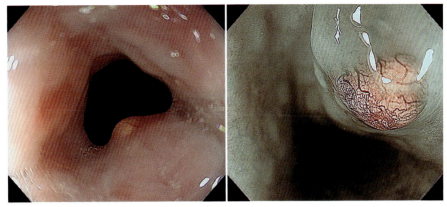

图5 壁内转移

a 一般观察像。在离晚期癌部位远的地方发现了黄色的类圆形、10mm大的隆起性病变，怀疑是壁内转移。

b a的NBI放大像。表面可见树枝状的没有形成袢状的细的不规则血管，周围可见扩张。

活检标本仅含有鳞状细胞癌成分或者既含有鳞状细胞癌又有 NEC，但 NEC 的成分极少。除复发病变外，内镜诊断时病理学上的侵犯深度为 T1 的病例只有 2 例，分别施行了 ESD 和手术，均呈 SMT 样的隆起，尺寸在 20mm 以下。其中术前活检诊断为 NEC 的是癌表面暴露的形态（**病例4**）。与此相对，术前未诊断为 NEC 的病例是表面被浅表型鳞状细胞癌覆盖的混合型 NEC（**病例2**）。另外，像**病例3**这样在上皮下浸润的情况下，内镜很难判断浸润深度。NEC 有强烈的浸润倾向，即使在术前得到了病理组织学的诊断，内镜的浸润深度和实际的深度也会有差别，这一点也要铭记。

总结

食管 NEC 与一般鳞状细胞癌相比，浸润、转移倾向强，化疗的方案也不同，因此在治疗前确定诊断是很重要的。确认有 SMT 样的形态和壁内转移等，根据内镜观察怀疑是 NEC 时，需要进行多点多处的活检和积极的免疫组织化学染色等详细的病理组织学检查。

参考文献

[1] Bosman FT, Carneiro F, Hruban RH, et al. WHO Classification of Tumours of the Digestive System. IARC Press, Lyon, 2010.

[2] 日本食道学会(編). 臨床・病理 食道癌取扱い規約. 第10版. 金原出版, 2008.

[3] 日本食道学会(編). 臨床・病理 食道癌取扱い規約. 第11版. 金原出版, 2015.

[4] 曽我淳, 鈴木力, 八鍬靖子. 消化管ホルモン産生腫瘍—統計学的事項. 内分泌外科10:299-305, 1993.

[5] Tachimori Y, Ozawa S, Numasaki H, et al. Comprehensiveregistry of esophageal cancer in Japan, 2012. Esophagus 16:221-245, 2019.

[6] Brenner B, Shah MA, Gonen M, et al. Small-cell carcinoma of the gastrointestinal tract: a retrospective study of 64 cases. Br J Cancer 90:1720-1726, 2004.

[7] Yamaguchi T, Machida N, Morizane C, et al. Multicenter retrospective analysis of systemic chemotherapy for advanced neuroendocrine carcinoma of the digestive system. Cancer Sci 105:1176-1181:2014.

[8] 松本啓志, 清水香代子, 長嶋雄一, 他. 胃内分泌細胞癌の内視鏡像. 臨消内科 18:1805-1809, 2003.

[9] Peng C, Shen S, Zhang X, et al. Limited stage small cell carcinoma of the gastrointestinal tract: a clinicopathologic and prognostic analysis of 27 cases. Rare Tumors 5:e6, 2013.

[10] 原岡誠司. 内分泌細胞腫瘍(カルチノイド腫瘍・内分泌細胞癌). 田久保海誉, 大橋健一(編). 腫瘍病理鑑別診断アトラス食道癌. 文光堂, pp 136-144, 2012.

[11] Yagi M, Abe Y, Sasaki Y, et al. Esophageal carcinoid tumor treated by endoscopic resection. Dig Endosc 27:527-530, 2015.

[12] 佐藤俊大, 小林正明, 五十川正人, 他. 内視鏡的に治療した食道カルチノイドの1例. Gastroenterol Endosc 51:3078-3084, 2009.

[13] 伊井和成, 平野雅弘, 喜多嶋和晃, 他. 食道小細胞型未分化癌の1例—本邦報告例の内視鏡所見の検討. Gastroenterol Endosc 41:2368-2373, 1999.

[14] 鈴木雅雄, 土井偉誉. 食道未分化癌のX線像—粘膜下層癌の2例. 臨消内科 8:2021-2026, 1993.

[15] 幕内博康, 島田英雄, 千野修, 他. 特殊組織型の食道癌—内視鏡の立場から. 胃と腸 40:320-336, 2005.

[16] Takubo K, Nakamura K, Sawabe M, et al. Primary

undifferentiated small cell carcinoma of the esophagus. Hum
Pathol 30:216-221, 1999.

[17]Maru DM, Khurana H, Rashid A, et al. Retrospective study
of clinicopathologic features and prognosis of high-grade
neuroendocrine carcinoma of the esophagus. Am J Surg
Pathol 32:1404-1411, 2008.

[18]竹内学, 渡邉玄, 小林正明, 他. 通常・色素およびNBI併用
拡大内視鏡が診断に有用であった食道神経内分泌細胞癌の
1例. 胃と腸 48:362-368, 2013.

[19]千野修, 幕内博康, 小澤壯治, 他. 食道神経内分泌細胞癌の
内視鏡診断―形態学的・病理組織学的特徴と診療における
問題点. 胃と腸 52:402-411, 2017.

[20]有馬美和子, 都宮美華, 吉井貴子, 他. 日本食道学会拡大内
視鏡分類と深達度―Type R血管と組織像. 胃と腸 49:213-
221, 2014.

[21]岸埜高明, 小山恒男, 友利彰寿, 他. 表在型食道内分泌細胞
癌の1例. 胃と腸 46:781-787, 2011.

[22]竹内学, 小林正明, 味岡洋一, 他. 最大径4mmの深達度
pT1a-MM食道小細胞型内分泌細胞癌の1例. 胃と腸　44:
1759-1766, 2009.

Summary

Endoscopic Diagnosis of Esophageal Neuroendocrine Tumors

Taro Iwatsubo[1], Ryu Ishihara,
Masaki Kitamura[2], Kenshi Matsuno[1],
Hiroyoshi Iwagami, Shuntaro Inoue,
Hiroko Nakahira, Noriko Matsuura,
Satoki Shichijo, Akira Maekawa,
Takashi Kanesaka, Sachiko Yamamoto,
Yoji Takeuchi, Koji Higashino,
Noriya Uedo, Shinichi Nakatsuka[2]

The Japanese Classification of Esophageal Cancer (11th edition)
identified neuroendocrine tumors (NET G1 or G2) and NEC
(neuroendocrine carcinoma) as esophageal neuroendocrine tumors.
Both diseases rarely occur, particularly the esophageal NET,
which is extremely rare among the gastrointestinal NETs ;
therefore, reports regarding their endoscopic findings are limited.
The characteristics of esophageal NEC are more aggressive than
those of the normal types of squamous cell carcinoma. Therefore,
several esophageal NECs are diagnosed as advanced cancer and rarely
detected as superficial cancer. Preoperative accurate histological
diagnosis is required because they have different chemotherapeutic
regimens. However, some NECs cannot be accurately
histologically diagnosed using biopsy specimens, the gold standard
procedure. Therefore, their endoscopic features should be properly
understood and, as much as possible, not be overlooked by the
pathologist during the histological examination.

[1]Department of Gastrointestinal Oncology, Osaka International
Cancer Institute, Osaka, Japan.

[2]Department of Pathology and Cytology, Osaka International
Cancer Institute, Osaka, Japan.

食管鳞状细胞癌和乳头状瘤的鉴别诊断

有马 美和子[1]

都宫 美华

石川 文隆[2]

西村 优

神田 浩明

摘要● 讨论了与食管乳头状瘤形态类似的食管浅表癌的特征和鉴别点。在2012年4月—2019年3月通过使用放大内镜检查发现的食管乳头状瘤有51例55个病变，其形态是海葵形的为39例（71%），桑葚形的为16例（29%），长径5mm以下的占大半。在此期间，在形态上需要与食管乳头状瘤鉴别的食管浅表癌有3种病变，均与桑葚形相似。鉴别点是毛细颗粒的形态和大小不一，血管形态也不均匀，但与乳头状瘤非常类似，存在难以鉴别的部分。由于乳头状瘤的血管周围被扁平上皮所覆盖，所以用碘染色后呈现出具有白点样的染色，食管癌则不染，这可以考虑是不同点。沟状的凹陷和不均一的表面构造暗示了深部浸润。

关键词 食管乳头状瘤 食管浅表癌 内镜诊断 放大内镜

[1] 埼玉県立がんセンター内視鏡科 〒362-0806 埼玉県北足立郡伊奈町小室780
E-mail : arima@cancer-c.pref.saitama.jp
[2] 同 病理診断科

简介

如今染色内镜和放大内镜普及，微小病变的筛查也变为可能，食管乳头状瘤的检出率也比较高，作为病因的反流性食管炎不明显的病例也很多。本文在回顾平时所检出的食管乳头状瘤的特征的同时，探讨需要与食管乳头状瘤鉴别的食管浅表癌的特征和鉴别点。

讨论对象和讨论项目

在2012年4月—2019年3月使用放大内镜检查的15 557例中，食管乳头状瘤有51例（0.33%，55病变）。讨论了这些病例的性别、年龄、食管裂孔疝的有无、反流性食管炎的程度、部位、大小、内镜形态。另外，在此期间内实施内镜黏膜下剥离术（endoscopic submucosal dissection，ESD）的食管浅表癌中，抽选出了与食管乳头状瘤形态类似而需要鉴别的病例，进行了形态学的比较及讨论。

结果

1.食管乳头状瘤的特征

性别为男性37例：女性14例（男女比2.6：1），平均年龄为68（47~86）岁，约半数的病例发现食管裂孔疝，为27例。反流性食管炎的程度按照Los Angels分类，Grade C 和Grade A 各1例，Grade M 16例，未见明显的食管炎的病例有33例（65%）。部位是食管颈部（Ce）2例病变，食管上段（Ut）27例病变，食管中段（Mt）12例，食管下段（Lt）14例，食管上段约占半数。位于前壁侧15例病变，位于右壁侧10例病变，后壁侧21例病变，左壁

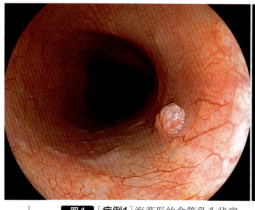
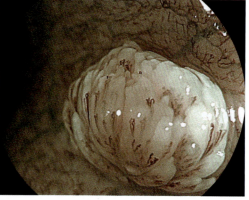

a | b

图1 ［病例1］海葵形的食管乳头状瘤
a 一般内镜像。食管上部右壁的2mm大的食管乳头状瘤。基部小，集簇着多个细长的白色穗状隆起。
b 蓝色激光成像（blue laser imaging，BLI）并用放大像。在每一个隆起内能观察到细长且前端分支的血管。

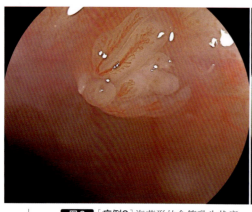
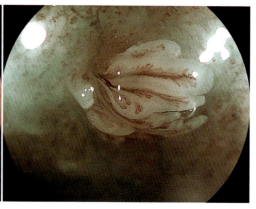

a | b

图2 ［病例2］海葵形的食管乳头状瘤
a 放大观察。食管上部前壁的2mm大的食管乳头状瘤。基部非常小，集中着10根左右像尾巴样细长伸展的隆起。
b BLI并用放大像。能观察到在隆起的中心有叶脉状的血管。

侧 9 例病变，后壁侧稍多。病变长径 5mm 以下的为 51 例病变，占大多数，6~10mm 为 3 例病变，最大的是 20mm。

形态分为：①细长突起状的隆起和毛笔尖那样蓬松的隆起聚集在一起，放大观察的话在分叶扁平的突起上有类似叶脉的血管分支的"海葵形"；②细小的圆形颗粒大量聚集在一起，放大观察的话能观察到在颗粒的前端有卷曲的分支、扩张、蛇行的毛细血管的"桑葚形"。海葵形的有 39 例病变（71%），桑葚形的有 16 例病变（29%）。

病例提示

（1）海葵形的病例［**病例 1~ 病例 3，图 1~ 图 3**］

［**病例 1**］是距门齿 25cm 的食管上段右壁的 2mm 大的病变，伴有食管裂孔疝和食管下段的 Grade M 的轻度反流性食管炎。基部小，集簇着多个细长的白色穗状的隆起，放大观察，在每一个隆起内都能观察到细长且前端分支的血管。［**病例 2**］是距门齿 20cm，食管上段前壁的 2mm 大的病变，未发现食管裂孔疝。基底非常小，集合着 10 根左右像尾巴样细长伸展的

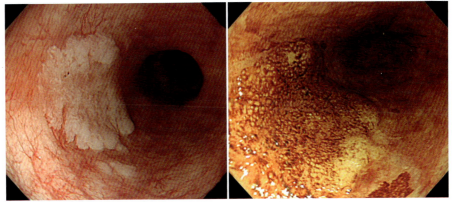

图3 [病例3]20mm大的海葵形的食管乳头状瘤
a 一般内镜像。食管中段左壁的20mm大的白色扁平的食管乳头状瘤。
b 碘染色像。表层出现了细小的白点状集中簇的浓染。

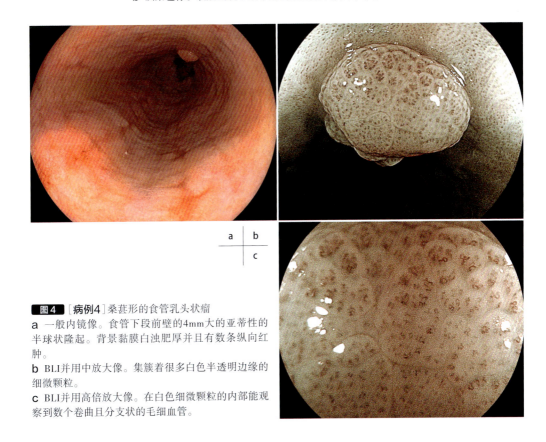

图4 [病例4]桑葚形的食管乳头状瘤
a 一般内镜像。食管下段前壁的4mm大的亚蒂性的半球状隆起。背景黏膜白浊肥厚并且有数条纵向红肿。
b BLI并用中放大像。集簇着很多白色半透明边缘的细微颗粒。
c BLI并用高倍放大像。在白色细微颗粒的内部能观察到数个卷曲且分支状的毛细血管。

隆起，能观察到每根中央有叶脉状的血管。

[病例3]是最大的海葵形的，距门齿30cm的食管中段左壁的20mm大的白色扁平隆起性病变且伴有食管裂孔疝。放大的话能观察到串珠状隆起集簇着，一根根呈直线状伸展的毛细血管。

碘染色显示浓染，前端呈细微的白点样。

（2）桑葚形的病例 [病例4，病例5；图4，图5]

[病例4]是距门齿38cm的食管下段前壁的4mm大的亚蒂性的半球状隆起，伴有食管裂孔疝和 Grade A 的反流性食管炎。表面集簇着

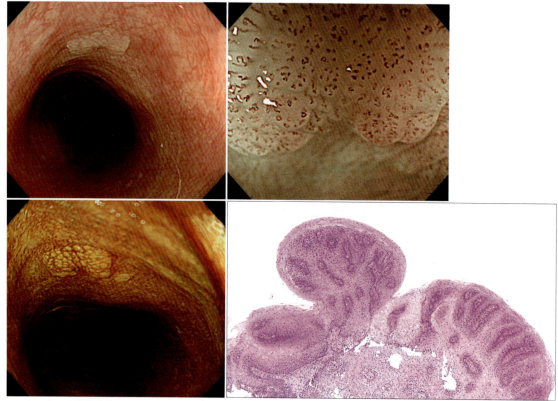

a	b
c	d

图5 ［病例5］桑葚形的食管乳头状瘤

a 一般内镜像。食管上段前壁的低的不透明白色的10mm大的扁平隆起。

b 窄带成像（narrow band imaging，NBI）并用放大像。呈集簇着微细颗粒的桑葚状。在内部能观察到卷曲且分支的毛细血管，中央还发现了形状稍欠规则的部分。

c 碘染色像。基部是正染，颗粒的顶部显示淡染。集簇着细微颗粒。

d 活检切片的病理组织像。发现有伸长分支到表层附近的扩张血管以及其周围的细间质和复层扁平上皮的形态。

很多白色半透明边缘的微粒细胞，在其内部可观察到数个卷曲且分支状的毛细血管。［病例5］是食管上段前壁不透明的白色10mm大的扁平隆起，伴有食管裂孔疝和Grade M反流性食管炎。在放大观察中呈集簇着细微颗粒的桑葚状。在内部能观察到卷曲且分支的毛细血管，中央还发现了形状稍欠规则的部分。碘染色中小颗粒集簇，颗粒的顶部显示淡染。在活检病理组织像中发现有伸长分支到表层附近的扩张血管以及其周围的细间质和复层扁平上皮的形态。

2.与食管乳头状瘤形态类似的食管浅表癌病例

研究期间施行ESD的食管浅表癌547例病变中，需要在形态上与食管乳头状瘤进行鉴别的食管浅表癌有3例（0.5%）病变。

［病例6，图6］距门齿18cm的食管颈部后壁中心，40mm大的0-Ⅱa型食管癌，毛细颗粒状隆起扩散到整个病变。放大观察的话能观察到在褪色的细微颗粒中，前端有细分支并卷曲的日本食管学会分类的Type B1血管，呈所谓的鲑鱼子状。碘染色是显示边界清晰的不染区。施行ESD，为中分化型鳞状细胞癌，pT1a-LPM，ly0，v0，INFa。病理组织像是，覆盖扁平上皮的肥厚肿瘤内，肿瘤细胞数量增加且密集，扩张的血管向表层垂直上升，在表层形成高度卷曲的小隆起。

［病例7］距门齿20cm，食管上段右壁的10mm大的毛细颗粒状隆起集簇的0-Ⅱa型食管癌，放大观察的话能观察到扩张的螺旋状的

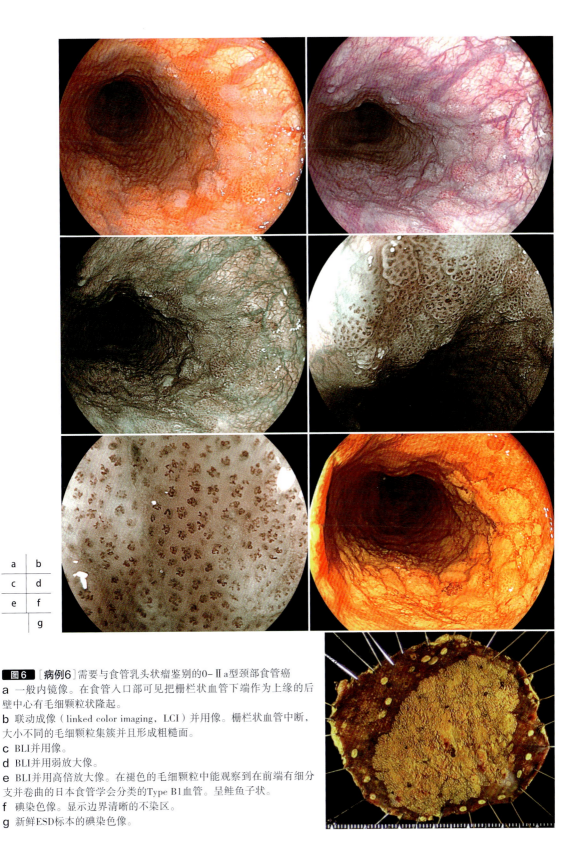

图6 [病例6]需要与食管乳头状瘤鉴别的0-Ⅱa型颈部食管癌

a 一般内镜像。在食管入口部可见把栅栏状血管下端作为上缘的后壁中心有毛细颗粒状隆起。

b 联动成像（linked color imaging，LCI）并用像。栅栏状血管中断，大小不同的毛细颗粒集簇并且形成粗糙面。

c BLI并用像。

d BLI并用弱放大像。

e BLI并用高倍放大像。在褪色的毛细颗粒中能观察到在前端有细分支并卷曲的日本食管学会分类的Type B1血管。呈鲑鱼子状。

f 碘染色像。显示边界清晰的不染区。

g 新鲜ESD标本的碘染色像。

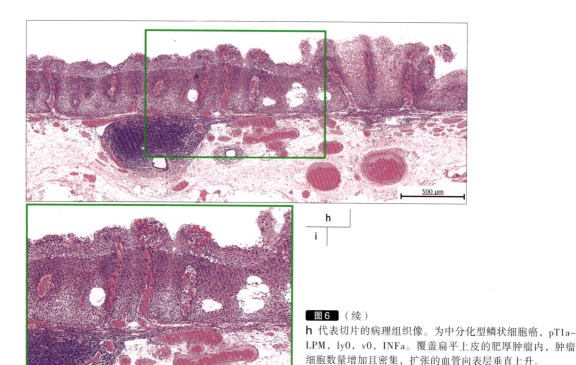

图6 （续）

h 代表切片的病理组织像。为中分化型鳞状细胞癌，pT1a-LPM，ly0，v0，INFa。覆盖扁平上皮的肥厚肿瘤内，肿瘤细胞数量增加且密集，扩张的血管向表层垂直上升。

i 病理组织高倍放大像（h的绿框部）。扩张的肿瘤血管在表层形成高度卷曲的小隆起。

B1血管，有的地方显示桑葚状，有的地方观察到非常细的密集的 Type B1，部分还发现了排列紊乱的区域。施行 ESD，为中分化型鳞状细胞癌，pT1b-SM1，ly1，v0，INFb。表层结构和血管形态都不均匀，在隆起中央的深部浸润深度是 pT1b-SM1（50μm）。

[病例8，图7] 距门齿 40cm，食管胃黏膜连接处上方后壁侧的 15mm 大的 0-Ⅰs 型食管癌，口侧是集簇着红肿的松球状的隆起并且升高明显，肛侧是带状的白色隆起连接低的隆起。放大观察的话，能观察到在最口侧的隆起的上升部分，在小的鲑鱼子状的颗粒中有圆点状的 Type B1 区域，其肛侧是宽的松球状的褶皱叠起，褶皱的边缘能透见伸长的血管。施行 ESD，为中分化性鳞状细胞癌，pT1b-SM2（400μm），ly0，v0，INFb。隆起的表层是升高且粗大的隆起向内腔侧突出，观察到内部有极度扩张的血管，其深部也有侵入 400μm 黏膜下层的浸润。

讨论

随着内镜机器的画质和分辨率的提高以及染色内镜的普及，检出食管乳头状瘤的概率越来越大，但由于该病的临床意义较小，因此很少有病例报告。内镜检查的发现率是，Takubo 报告为 0.05%，平原等报告为 0.09%，Kawaura 等报告为 0.07%，加冢等报告为 0.31%，笔者们也在 2008 年报告了是 0.31%，这次的讨论结果也得到了类似的 0.33%。男女比例为 3∶1，以男性居多，年龄分布较广，18~82（平均 47.8）岁，部位是在食管下段稍多。在此次笔者们的讨论中，男女比是 2.6∶1，没有明显的反流性食管炎的病例占 65%，部位是食管上段约占半数。

在病理组织学上，报告了显示以血管为中心和覆盖双层扁平上皮的乳头状增生，缺乏异型细胞和核分裂相，分为①外生型（exophytic type）、②内生型（endophytic type）、③尖刺

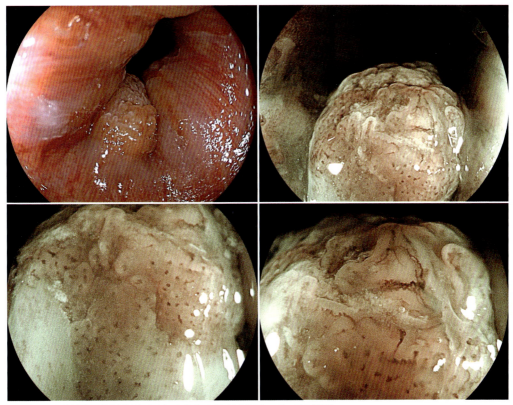

a	b
c	d

图7 ［病例8］需要与食管乳头状瘤鉴别的0-Ⅰs型食管癌
a 一般内镜像。发现在食管胃黏膜连接处之上后壁侧有清晰的15mm大的表面呈松球状的隆起性病变。口侧是发红的，肛侧是带状的白色平缓的隆起。
b BLI并用弱放大像。
c,d BLI并用高倍放大像。在隆起的上升部分能观察到在微小的鲑鱼子状隆起中有圆点状的Type B1血管。其肛侧是松球状的褶皱重叠起来，在边缘可透见伸长的血管。

型（spiked type）等3个类型。内镜形态大致可分为海葵形和桑葚形，海葵形的占71%。

海葵形的多呈现有透明感的白色，放大观察可以观察到分叶的每一个突起的中央有细血管。基部小，大小也大多在5mm以下，因此几乎没有需要与食管癌鉴别的病变。虽然很少认为是广基性病变，但是通过放大观察确认血管形态，可以观察到直线的袢状血管所以容易鉴别。还有，病变本身碘染色显示从正染变为浓染也可以说是鉴别点。

桑葚形的是半透明白色的细微颗粒状隆起的集合体，放大的话能观察到在隆起中有细而卷曲的分支毛细血管的前端。其中也有形态均一，呈圆点状、丝线状，看起来像日本食管学会分类 Type B1 的病例。由于血管周围被扁平上皮所覆盖，因此碘染色显示从正染到浓染，而隆起的颗粒前端部呈淡染并且有染色性渐层，排列整齐。

另一方面，需要与乳头状瘤鉴别的3例食管浅表癌，都显示了类似桑葚形的形态。在放大观察中，毛细颗粒隆起形状比较整齐的地方有与乳头状瘤非常相似的血管形态，也有难以鉴别的地方。

作为与［病例6］的乳头状瘤的鉴别点，列举了病变范围大，毛细颗粒的形态和大小稍微不规则，但毛细血管本身的形态比较均一，与图4和图5显示的桑葚形乳头状瘤的血管像非常类似。虽然［病例7］有的部位看起来像

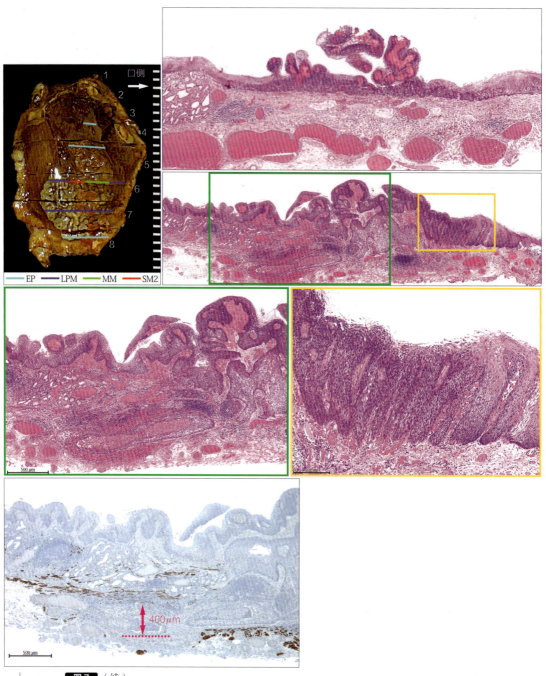

图7（续）

e 固定ESD标本切除取出像和构造图。中分化型鳞状细胞癌，pT1b-SM2（400 μm），ly0，v0，INFb.

f 切片5的病理组织弱放大像。较高的隆起向内腔侧突出，在内部有极度扩张的血管。

g 切片6的病理组织弱放大像。口侧是垂直伸长到表层的肿瘤血管密集增生，其肛侧肥厚的肿瘤也在深部浸润。最肛侧是小面积T1a-LPM癌且肥厚。

h 切片6的最口侧部的高倍放大像（g的黄框部）。

i,j 切片6的最深部的病理组织像［i是g的绿框部，j是肌间线蛋白（desmin）染色］。深部浸润的肿瘤穿过黏膜肌层，在SM层浸润至400 μm。

桑葚状，但中心部的表面构造非常细，比一般的乳头状瘤颗粒小，血管形态也不均一。虽然**病例 8**是鲑鱼子状，也有看起来像海葵样的地方，但列举了形状多样并且结构不均匀，血管的形态不一致，形状复杂且存在不规则分支和口径不同的点。

虽然也有显示与乳头状瘤极为类似的血管形态，但很大的不同点是这些食管癌都是碘不染。虽然症状中混杂正常黏膜并且淡染部和浓染部混合存在的边界不清晰的病例，但是没有规则性这一点是很大的鉴别点。还有尺寸高的也有可能在交错着颗粒状和螺旋状的隆起的下面深部浸润。可以考虑深沟状的凹陷以及不均一的结构是怀疑深部浸润的标准。

总结

乳头状瘤多为小的海葵形，需要与食管癌鉴别的病例较少。桑葚形的血管形态与 Type B1 非常相似，但其表面结构和碘染色的程度不均一可以考虑是鉴别点。

参考文献

[1] 有馬美和子, 多田正弘, 相田順子. 食道乳頭腫の2切除例. 胃と腸 43:305-309, 2008.

[2] Kawaura Y. Squamous cell papilloma of the esophagus：report of 17 cases and review of the literature. Esophagus 2:161-164, 2005.

[3] Oyama T, Inoue H, Arima M, et al. Prediction of the invasion depth of superficial squamous cell carcinoma based on micro-vessel morphology：magnifying endoscopic classification of the Japan Esophageal Society. Esophagus 14:105-112, 2017.

[4] 有馬美和子, 有馬秀明, 多田正弘. 拡大内視鏡による分類—食道：微細血管分類. 胃と腸 42:589-595, 2007.

[5] Takubo K. Squamous papilloma. Pathology of the Esophagus, 2nd ed. Springer, pp 111-115, 2007.

[6] 平原美孝, 鶴井光治, 高橋秀理, 他. 食道乳頭腫7例の検討. Pro Dig Endosc 42:154-157, 1993.

[7] 加塚希, 三坂亮一, 横山奈穂子, 他. 食道乳頭腫の内視鏡的および臨床病理学的検討. Pro Dig Endosc 67:26-29, 2005.

[8] Franzin G, Musola R, Zamboni G, et al. Squamous papilloma of the esophagus. Gastrointest Endosc 29:104-106, 1983.

[9] Odze R, Antonioli D, Shocket D, et al. Esophageal squamous papillomas. A clinicopathologic study of 38 lesions and analysis for human papillomavirus by the polymerase chain reaction. Am J Surg Pathol 17:803-812, 1993.

Summary

Differential Diagnosis of the Superficial Esophageal Cancer and the Esophageal Squamous Papilloma

Miwako Arima[1], Mika Tsunomiya,
Ayataka Ishikawa[2], Yuu Nishimura,
Hiroaki Kanda

We examined a characteristic and differential point of the superficial esophageal cancer morphologically similar to an esophageal squamous papilloma. Fifty-five lesions of esophageal squamous papilloma were detected in 51 cases examined using magnifying endoscopy from April 2012 to March 2019. Morphologically, the sea anemone-like form was observed in 39 lesions (71%) of the esophageal squamous papilloma, while the mulberry-like form was observed in the remaining 16 lesions (29%). Also, longer axis of less than 5 mm was observed in most of these lesions. Three lesions of the superficial esophageal cancer were morphologically well-differentiated with an esophageal squamous papilloma during the same period. All were similar to the mulberry-like form. The differentiation points (the form and the size of the minute granule) were uneven, and the microvessels were heterogeneous in form, but the part very similar to the esophageal squamous papilloma and poorly differentiated also existed. The esophageal squamous papilloma was stained with iodine because its micro-vessels were covered with hyperplastic squamous epithelium. In contrast, the fact that the superficial esophageal cancer was unstained with iodine was believed to be a huge difference. Our findings suggested the presence of a deep invasion due to the formation of the sulcus and the heterogeneous surface structure.

[1]Division of Endoscopy, Saitama Cancer Center, Saitama, Japan.
[2]Division of Pathology, Saitama Cancer Center, Saitama, Japan.

唾液腺型食管肿瘤的临床病理学特征

河内 洋[1]

佐藤 由纪子

中野 薫

摘要● 针对唾液腺型食管肿瘤的概念、组织型的种类、病理组织学的特征、诊断上的问题等，与唾液腺原发肿瘤进行了比较及概述。唾液腺型肿瘤这一称呼是用于与唾液腺原发肿瘤具有相同组织结构的肿瘤，以唾液腺以外的脏器作为原发部位。推测来源于食管中与唾液腺组织类似的固有食管腺和导管部。唾液腺原发肿瘤有多样的组织像，存在30多种组织型，而已知的是食管中黏液表皮癌和腺样囊性癌的存在。由于食管黏液表皮癌与唾液腺原发的同名肿瘤在组织学上的定义不同，多数相当于鳞状细胞癌的亚型，因此希望能够统一诊断标准。在腺样囊性癌中，鉴别真正的腺样囊性癌和伴随腺样囊胞成分的类基底细胞鳞状细胞癌是很重要的，但常常很困难。近年来，已明确的唾液腺型肿瘤的典型融合基因解析在食管是否也有效，今后应该作为课题来验证。

关键词　食管　唾液腺型肿瘤　黏液表皮癌　腺样囊性癌　病理诊断

[1] がん研究会有明病院病理部　〒 135–8550 東京都江東区有明 3 丁目 8–31
E–mail : hiroshi.kawachi@jfcr.or.jp

简介

在日本，84% 的食管癌组织型为鳞状细胞癌，而在海外，以北美为中心，腺癌的发生率较高。鳞状细胞癌、腺癌以外的组织型多被称为特殊型，已知有类基底细胞鳞状细胞癌、唾液腺型肿瘤（黏液表皮癌、腺样囊性癌）、癌肉瘤、未分化癌、神经内分泌肿瘤、恶性黑色素瘤等（**表 1**）。本文就特殊型中被称为"唾液腺型肿瘤"的组织型，对其定义、病理组织学所见、鉴别诊断、临床病理学特征及问题点进行概述。

"唾液腺型肿瘤"是指 ——唾液腺和食管的相似性

"唾液腺型肿瘤"这一称呼一般是与"唾液腺原发肿瘤"具有相同的病理组织像的肿瘤以唾液腺以外的脏器为原发部位时使用。"唾液腺型肿瘤"发生的唾液腺以外的脏器有鼻腔 / 副鼻腔、鼻咽部、下咽部、喉头、气管、牙原性、耳、乳腺等，食管也是其中之一。与唾液腺肿瘤具有相同的病理组织学的肿瘤发生的原因是，各脏器中存在与唾液腺类似的分泌腺及导管构造。

正常唾液腺由浆液腺和黏液腺细胞组成的

表1 在日本主要的食管肿瘤组织型各自的发生率

组织型	病例数	发生率（%）
鳞状细胞癌	3 990	84.5
腺癌（含Barrett食管腺癌）	348	7.4
类基底细胞鳞状细胞癌	81	1.7
癌肉瘤	36	0.76
腺鳞状细胞癌	30	0.63
神经内分泌肿瘤	21	0.44
未分化癌	12	0.25
恶性黑色素瘤	11	0.23
黏液表皮癌*	5	0.11
腺样囊性癌*	3	0.06
胃肠管间质肿瘤	1	0.02
其他/不明	184	3.9
共计	4 722	100

*：即所谓的唾液腺型肿瘤。
〔转载自 "日本食道学会による2012年全国登録データ. Tachimori Y, et al. Comprehensive registry of esophageal cancer in Japan, 2012 .Esophagus 16：221–245, 2019"，有部分改动〕

终端部（腺房）和排出分泌物的导管构成。导管形成介在部、线条部、排出导管的形状，集合并且增径后在口腔黏膜开口。

食管中的固有食管腺、导管也由类似的结构组成。分泌腺位于黏膜下层，通过贯穿黏膜下层、黏膜肌层、黏膜固有层的导管在扁平上皮开口（**图1**）。唾液腺和固有食管腺的组织结构具有相似性，可以理解会在食管发生唾液腺型肿瘤。相反，如果食管发生唾液腺型肿瘤，则应考虑是由固有食管腺或导管部引起的。因此，食管唾液腺型肿瘤显示黏膜下肿瘤（submucosal tumor，SMT）样的形态，被设想为覆盖扁平上皮不伴有肿瘤成分的肉眼形态。

众所周知，唾液腺原发肿瘤与其他器官相比病理组织像是多样的。在2017年出版的头颈部WHO分类（第4版）中，列出了恶性上皮性肿瘤19种，边界恶性肿瘤1种，良性上皮肿瘤11种（**表2**）。虽然固有食管腺和唾液腺的组织结构有相似性，但食管中通常不会发现这样的肿瘤，在食管癌处理规定中，只记载了其中的①黏液表皮癌、②腺样囊性癌。顺便一提，在肺癌处理规定中，作为"唾液腺型肿瘤"，也只显示了①黏液表皮癌、②腺样囊性癌、③上皮肌上皮癌、④多形腺癌这4个类型。其他器官也有同样的倾向，①黏液表皮癌和②腺样囊性癌这两种类型是唾液腺以外的器官比较被认知的组织型。

综上所述，食管中所谓的"唾液腺型肿瘤"，主要是指处理规定中所记载的①黏液表皮癌、②腺样囊性癌等2种类型，也可以理解为包括一部分在病例报告中可以看到的极为罕见的组织型。以下，以食管黏液表皮癌和食管腺样囊性癌为中心，对其特征和问题点进行阐述。

食管黏液表皮癌的组织学的特征和问题点

首先针对唾液腺（原发）黏液表皮癌的病理组织学所见进行论述。唾液腺黏液表皮癌被定义为由黏液细胞、中间细胞、鳞状细胞构成的肿瘤。黏液细胞是具有明亮的泡沫状细胞质和在边缘部有偏在核的立方状和圆柱状的细胞，与正常组织的杯状细胞很相似。中间细胞包围着黏液细胞和鳞状细胞，是一种更小型、分化方向不明确的细胞，具有嗜碱性的小型核和少量的嗜酸性细胞质。鳞状细胞的扁平上皮分化较弱，罕有细胞间桥和角化的情况。上述3种细胞构成肿瘤上皮，其比例在同一肿瘤内或肿瘤间均不同，腺黏液表皮癌的典型的组织像见**图2a、b**。

另一方面，食管（原发）黏液表皮癌在食管癌处理规定中被定义为，"在鳞状细胞癌的一部分含有黏液（腺癌）细胞的癌……一般否认有清晰的腺管构造"。即"伴有部分黏液细胞分化的鳞状细胞癌"被分类为本类型。符合食管癌处理规定定义的黏液表皮癌的病理组织像见**图2c~f**。

多数食管黏液表皮癌多被认为是鳞状细胞癌的部分像，多不表现出如前文所述的SMT样

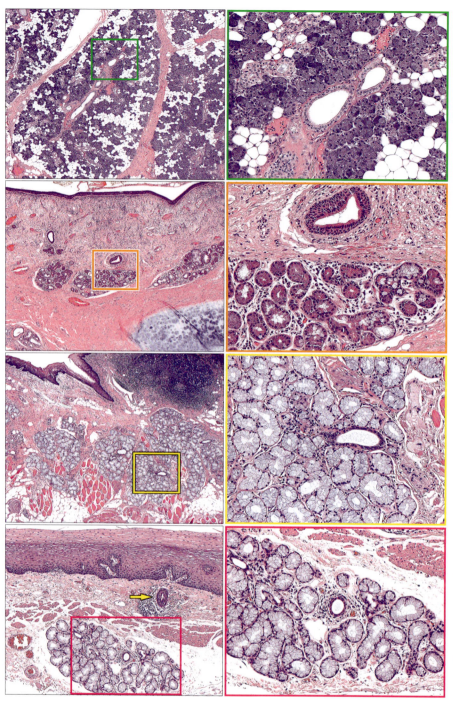

a	b
c	d
e	f
g	h

图1 唾液腺以及各器官的腺、导管正常结构的比较，均有分泌腺和导管的共同结构

a 耳下腺（大唾液腺）的弱放大像。可见大型的分叶状构造。

b a的绿框部放大像。中心部可见有导管构造。腺房的胞体显示嗜碱性，由浆液腺形成。

c 气管腺的弱放大像。在气管黏膜（上方）和气管（右下）之间发现有连续的腺结构。

d c的橙框部放大像。上部可见导管构造。腺房有嗜酸性细胞和淡明细胞，由混合腺形成。

e 舌根部的小唾液腺弱放大像。腺跨越上皮下间质和横纹肌组织分布。

f e的黄框部放大像。中心部可见有导管。由有淡明胞体的黏液腺形成。

g 固有食管腺的弱放大像。在黏膜下层有腺结构，导管（黄色箭头）介于黏膜肌层、黏膜固有层在扁平上皮开口。

h g的红框部放大像。在中心部可见导管。有淡明胞体的黏液腺。

形态。含有明显的鳞状细胞癌成分这一点，很难说与唾液腺黏液表皮癌为同一病理组织像。

唾液腺黏液表皮癌中，鳞状细胞癌和腺鳞状细胞癌是需要鉴别诊断的组织型。表层上皮存在肿瘤的情况和角化、细胞间桥明显的情况视为鳞状细胞癌的成分，分类为鳞状细胞癌和腺鳞状细胞癌，区别于黏液表皮癌。由此可见，与以含有鳞状细胞癌成分为前提的食管最初的

表2 上皮性唾液腺肿瘤的分类

恶性上皮性肿瘤	黏液表皮癌，腺样囊性癌，腺房细胞癌，多形腺癌，透明细胞癌，基底细胞腺癌，导管内癌，未另行规定（not otherwise specified）的腺癌，唾液腺导管癌，肌上皮癌，上皮肌上皮癌，多形性腺瘤，分泌癌，脂腺腺癌，癌肉瘤，低分化癌，淋巴上皮癌，鳞状细胞癌，嗜酸性细胞癌
边界恶性肿瘤	唾液腺芽瘤
良性上皮性肿瘤	多形腺瘤，肌上皮瘤，基底细胞腺瘤，Warthin肿瘤，大嗜酸粒细胞腺瘤，淋巴腺瘤，囊胞腺瘤，乳头状唾液腺腺瘤，导管乳头瘤，脂腺腺瘤，细管状腺瘤，其他的导管腺瘤

〔根据 "El-Naggar AK, et al（eds）. WHO Classification of Head and Neck Tumors, 4th ed. IARC press, Lyon, 2017" 制成〕

认知是不同的。

在头颈部区域中，是诊断为鳞状细胞癌还是黏液表皮癌（唾液腺癌），由于之后的临床治疗不同，区别两者是很重要的。例如前者应该放疗，后者的话则不适合。化疗方案也不同。食管的病例发生率明显较低，临床意义尚未确立，而且如前所述，诊断标准本身与唾液腺不同，使其定位模糊。

根据食管癌处理规定的标准被诊断为食管黏液表皮癌的病例中，多数不符合唾液腺黏液表皮癌的诊断标准。是不是应该改变一下同一个名称对应不同器官的肿瘤的认知呢？以笔者己见，食管的黏液表皮癌也应该用和唾液腺相同的定义和诊断标准来诊断，"部分伴有黏液细胞分化的鳞状细胞癌"作为鳞状细胞癌的亚型来治疗比较妥当。因此，期待能够探明真正的食管黏液表皮癌的特征，并且希望通过多数病例的累积和解析来整理诊断标准和临床意义。

食管腺样囊性癌的组织学的特征和问题点

从唾液腺（原发）腺样囊性癌的定义开始叙述。唾液腺腺样囊性癌是由导管上皮样细胞和肿瘤性肌上皮细胞两种细胞构成的肿瘤。导管上皮样细胞具有均一的圆形核和嗜酸性的细胞质，肿瘤性肌上皮细胞具有浓染的棱角状核和常常淡明的胞体。这两种细胞形成了筛状型、管状型、充实型等典型的组织构造（**图 3a~f**）。在认为是筛状构造的小型囊胞内部，发现嗜碱性、黏液瘤状的基质〔阿尔新蓝（Alcian blue）染色阳性〕或嗜酸性、玻璃样的基底膜样物质（PAS染色是淡阳性）。这些与胞巢外的间质相连续，小型囊胞相当于假腺腔。同时含有由导管上皮样细胞形成的分泌物的真正的腺腔结构也混在其中。作为腺样囊性癌特征性所见，列举了神经周围浸润、神经纤维内浸润。有时可见肿瘤沿着神经越过肉眼可见的肿瘤边界发展，存在难以完全切除的病例。

食管（原发）腺样囊性癌是极为罕见的组织型，也有人对其在食管中存在本身持怀疑态度，认为应该全部看作类基底细胞鳞状细胞癌的亚型。在食管癌处理规定中，定义为在病理组织学上表现出与唾液腺的同名肿瘤相同的组织形态的癌。由于没有经治过食管腺样囊性癌的病例，转载了食管癌处理规范图谱（**图3g、h**）。推测是由固有食管腺、导管引起的SMT样病变，病理组织像也与唾液腺类似。与黏液表皮癌不同的是，腺样囊性癌在食管的定义与唾液腺原发的定义相同，但与后述的类基底细胞鳞状细胞癌的鉴别是关键。

类基底细胞鳞状细胞癌属于食管鳞状细胞癌的亚型，与腺样囊性癌的鉴别有难度。本肿瘤在病理组织学上，癌细胞形成充实胞巢和绳状的胞巢并且增殖，有时显示不规则的腺样和小囊胞样构造。另外，在胞巢内外可以发现玻璃样的基底膜样物质的沉着，并经常可见黏液瘤状间质的存在（**图 4a、b**）。宏观上多显示SMT样的形态，但被覆上皮多伴有鳞状细胞癌的成分。在浸润部也经常与鳞状细胞癌成分共存。除了伴有鳞状细胞癌的成分以外，与腺样囊性癌的组织观察有很多共同点。特别是，有

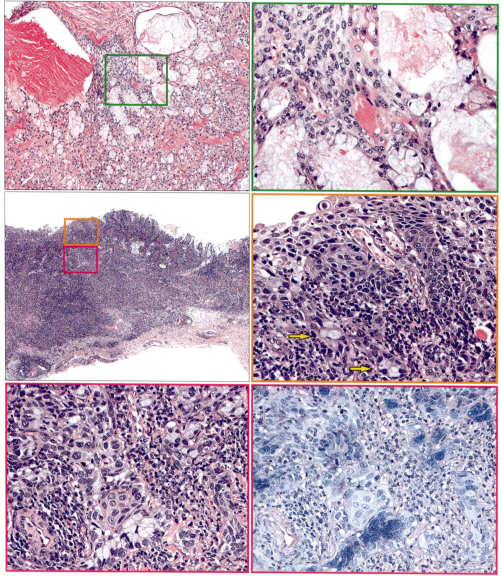

a	b
c	d
e	f

图2 黏液表皮癌，唾液腺原发和食管原发的比较

a 唾液腺原发黏液表皮癌的弱放大像。可见由细胞形成的区域和核细胞质比高的细胞密集的区域。

b a的绿色框部高倍放大像。在左上方发现由扁平上皮样细胞形成的细胞密度高的区域。角化和细胞间桥不清晰。在其他部位可见胞体富含黏液的细胞所构成的腺腔。

c 食管原发黏液表皮癌的弱放大像。显示浸润至黏膜下层的鳞状细胞癌，中心部可见淡明的区域。

d c的表层部，橙框部放大像。发现伴有细胞间桥的鳞状细胞癌。一部分有淡明细胞（黄色箭头）。

e c的红框部放大像。发现与鳞状细胞癌胞巢连接的淡明细胞的聚集。

f e的同部位的阿尔新蓝（Alcian blue）高碘酸希夫（periodic acid Schiff，PAS）染色。淡明细胞具有阿尔新蓝（Alcian blue）阳性的黏液。食管原发黏液表皮癌的弱放大像。可见显示浸润至黏膜下层的鳞状细胞癌基底膜样物质（PAS染色呈淡阳性）。虽然组织像应该表现为伴有黏液细胞分化的鳞状细胞癌，但在食管癌处理规定的定义中被分类为食管黏液表皮癌。

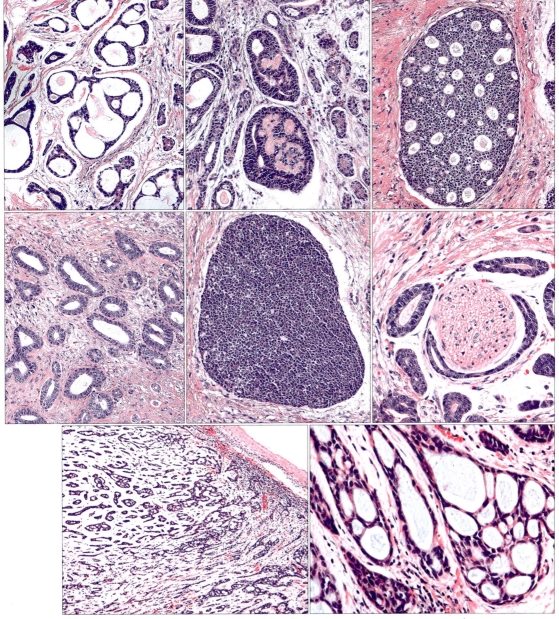

a	b	c
d	e	f
	g	h

图3 腺样囊性癌，唾液腺原发和食管原发的比较

a~f 唾液腺原发腺样囊性癌。

a 由含有黏液瘤状基质的假腺腔形成的筛状结构。

b 唾液腺原发腺样囊性癌，由包含玻璃样基底膜样物质的假腺腔形成的筛状结构。

c 由真正的腺腔形成的筛状结构。

d 显示双层性的管状结构。

e 充实性细胞巢。

f 在腺样囊性癌中常常发现的神经周围浸润像。

g,h 食管原发腺样囊性癌。

g 弱放大像。可见非肿瘤性扁平上皮下增生的肿瘤。

h 高倍放大像。可见由假腺腔形成的筛状结构。

〔**g,h**：得到许可转载自"日本食道学会（编）．临床·病理食道癌取扱い规约，第11版．金原出版，2015"〕

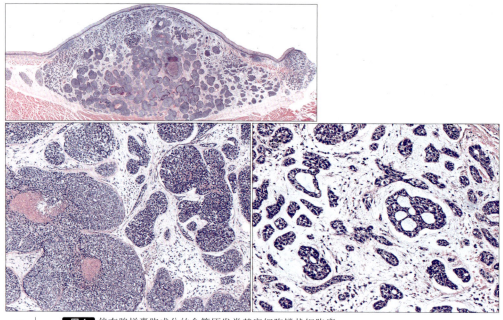

a |
b | c

图4 伴有腺样囊胞成分的食管原发类基底细胞鳞状细胞癌
a 弱放大像。显示SMT样的结构。在靠近中心处分布着大型的细胞巢，边缘部分布着小型的细胞巢。
b 大型胞巢部的中放大像。伴有粉刺坏死的充实性细胞巢，类基底细胞鳞状细胞癌的典型像。
c 小型细胞巢部的中放大像。发现由假腺腔形成的筛状结构和管状结构，与腺样囊性癌类似。
本所见仅在组织形态学上难以区分类基底细胞鳞状细胞癌和腺样囊性癌。
〔得到许可后转载自"河内洋. 食道癌の組織型と鑑別診断. 日本病理学会病理診断講習会委員会（編）. 2019年度病理診断講習会ハンドアウト. 2019"〕

一种类基底细胞鳞状细胞癌，可以部分发现与腺样囊性癌没有区别的筛状结构和双层管状结构。详细观察整个病变，如果发现有明显的鳞状细胞癌成分或以充实性胞巢为主体的类基底细胞鳞状细胞癌成分，则应分类为类基底细胞鳞状细胞癌，而不是腺样囊性癌（**图4c**）。不过，类基底细胞鳞状细胞癌中也存在鳞状细胞癌成分极少或无法识别的病例，有时很难与腺样囊性癌进行严格的鉴别。

　　唾液腺腺样囊性癌一般进展缓慢，5年生存率高达75%，但对放疗和化疗不敏感，并且由于多有神经浸润，因此很难完全切除，报告指出20年后的生存率低至10%。其临床特征与放疗及化疗效果较好的食管鳞状细胞癌不同。为了决定恰当的治疗方案，鉴别两者具有极其重要的意义。但是还没有充分证明含有部分腺样囊胞成分的食管类基底细胞鳞状细胞癌究竟表现出怎样的临床表现。是与鳞状细胞癌相同呢，还是更接近腺样囊性癌呢，希望能通过多个病例的累积和解析早日辨别其临床意义。

在食管发生的其他的唾液腺型肿瘤

　　黏液表皮癌、腺样囊性癌以外的唾液腺型肿瘤罕见有病例报告。有腺泡细胞癌、导管腺瘤、Warthin肿瘤、多形腺瘤的报告。

　　其中包括影像不明确且诊断困难的部分，虽然需要慎重说明，但要注意可能存在由固有食管腺、导管这一结构产生的各种唾液腺型肿瘤。

唾液腺肿瘤中的基因异常

　　在唾液腺肿瘤领域，近年来的研究表明，

在各组织型中存在典型的染色体互相转座和由此产生的融合基因。通过发现新的融合基因，正在推进作为辅助诊断方法的应用、组织分类的重建以及新的治疗方法的研发等。例如黏液表皮癌中 *CRTC1–MAML2*，腺样囊性癌中 *MYB–NFIB*、*MYB–NFIB* 的融合基因是已知的。目前还没有在食管中发现这些融合基因的报告。融合基因解析在食管中是否有用，是今后需要验证的课题之一。

总结

通过与唾液腺原发肿瘤的对比，对于食管中的唾液腺型肿瘤（特别是黏液表皮癌和腺样囊性癌）的病理学特征和问题点进行了概述。食管黏液表皮癌的问题在于它与原本的唾液腺原发肿瘤的病理组织学的定义不同。食管腺样囊性癌最好与类基底细胞鳞状细胞癌进行严格的鉴别，但目前仍有不少困难。另外，关于两者，还展望了通过应用唾液腺肿瘤研究中发现的融合基因等知识，进一步辨明疾病的可能性。虽然是包含了极罕见的组织型的未解决部分的记述，但作为现状的问题点能够理解的话，笔者将十分荣幸。

参考文献

[1] Tachimori Y, Ozawa S, Numasaki H, et al. Comprehensive registry of esophageal cancer in Japan, 2012. Esophagus 16：221-245, 2019.
[2] 日本食道学会（編）. 臨床·病理食道癌取扱い規約, 第11版. 金原出版, 2015.
[3] 森永正二郎, 高田隆, 長尾俊孝（編）. 腫瘍病理鑑別診断アトラス—頭頸部腫瘍Ⅰ：唾液腺腫瘍. 文光堂, 2015.
[4] El-Naggar AK, Chan JKC, Grandis JR, et al（eds）. WHO Classification of Head and Neck Tumors, 4th ed. IARC press, Lyon, 2017.
[5] 日本肺癌学会（編）. 臨床·病理肺癌取扱い規約, 第8版. 金原出版, 2017.
[6] 日本頭頸部癌学会（編）. 頭頸部癌診療ガイドライン, 2018年版. 金原出版, 2017.
[7] Tsang WY, Chan JK, Lee KC, et al. Basaloid-squamous carcinoma of the upper aerodigestive tract and so-called adenoid cystic carcinoma of the oesophagus：the same tumour type? Histopathology 19：35-46, 1991.
[8] 河内洋. 食道癌の組織型と鑑別診断. 日本病理学会病理診断講習会委員会（編）. 2019年度病理診断講習会ハンドアウト. 2019.
[9] Nie L, Wang Q, Meng F. Primary acinic cell carcinoma of the esophagus. Clin Res Hepatol Gastroenterol 43：359-361, 2019.
[10] Harada O, Ota H, Katsuyama T, et al. Esophageal gland duct adenoma：immunohistochemical comparison with the normal esophageal gland and ultrastructural analysis. Am J Surg Pathol 31：469-475, 2007.
[11] Tseng LJ, Jao YT, Liu SM, et al. Endoscopic resection of an ectopic Warthin's tumor in the esophagus. Gastrointest Endosc 58：156-158, 2003.
[12] Banducci D, Rees R, Bluett MK, et al. Pleomorphic adenoma of the cervical esophagus：a rare tumor. Ann Thorac Surg 44：653-655, 1987.
[13] Stenman G. Fusion oncogenes in salivary gland tumors：molecular and clinical consequences. Head Neck Pathol 7：S12-19, 2013.

Summary

Clinicopathological Features of Salivary-Gland Type Esophageal Tumors

Hiroshi Kawachi[1], Yukiko Sato, Kaoru Nakano

This article presents the clinicopathological features of esophageal salivary-gland type tumors. A "salivary-gland type tumor" is an extra-salivary tumor with histological features resembling those of primary salivary gland tumors. Although there are more than 30 histological types in primary salivary gland tumors, only two types, namely MEC（mucoepidermoid carcinoma）and ACC（adenoid cystic carcinoma）, are known to originate in the esophagus. At present, the diagnostic criteria of esophageal MEC defined by the Japanese Classification of Esophageal Cancer differ from those of primary esophageal MEC. This difference leads to misdiagnosis of primary esophageal MEC ; therefore, unified criteria for diagnosis of primary esophageal MEC are required. Esophageal ACC is extremely rare, and discrimination of true ACC from basaloid squamous carcinoma with ACC-like features can be difficult. Recent advances in fusion gene analysis of salivary gland tumors are expected to be applied for esophageal tumors.

[1] Department of Pathology, Cancer Institute Hospital, Japanese Foundation for Cancer Research, Tokyo.

恶性淋巴瘤

Esophageal Malignant Lymphoma

小山 恒男 [1]　　高桥 亚纪子　　福山 知香
盐泽 哲 [2]　　下田 忠和 [3]

[1] 佐久医療センター内視鏡内科
　〒 385-0051 佐久市中込 3400 番地 28
　E-mail：oyama@coral.ocn.ne.jp
[2] 同　臨床病理科
[3] 静岡県立静岡がんセンター病理診断科

关键词　黏膜下肿瘤　食管 MALT 淋巴瘤　ESD

病例

患者是 70 多岁男性。无主诉，以定期体检为目的的上消化道内镜检查（esophago gastroduodenoscopy，EGD）发现食管有隆起性病变。

现　症：无体表淋巴结肿大，腹部肿块，无压痛。

EGD 所见：发现 2 个黏膜下肿瘤（submucosal tumor，SMT）样病变。

病变 1 存在于距门齿 27cm 左壁，在白光成像（white light imaging，WLI）中略有褪色，表面伴有轻度的凹凸（**图 1a**）。是因蠕动而容易变形的柔软的肿瘤，在 NBI（narrow band imaging）中观察到呈轻度的褐色（**图 1b**）。在 NBI 放大观察（NBI with magnifying endoscopy，NBI-ME）中出现轻度扩张的上皮内乳头状毛细血管袢（intra-epithelial papillary capillary loop，IPCL）和多个茶色凹陷，但血管异型是极轻微的，否定是鳞状细胞癌（squamous cell carcinoma，SCC）（**图 1c**）。在超声内镜检查（endoscopic ultrasonography，EUS）中，是以黏膜下层为主的低回声的类圆形肿瘤的聚集样，提示了与淋巴滤泡类似的结构（**图 1d**）。

病变 2 存在于距门齿 34cm 后壁，是相对比较平坦的褪色隆起（**图 2a**）。根据改变空气量容易变形，在 NBI 观察中为轻度的褐色（**图 2b**）。在 NBI-ME 中发现 IPCL 的扩张，内部伴有多个茶色凹陷（**图 2c**）。无血管异型，否定是 SCC。在 EUS 中是以黏膜下层为主的低回声病变（**图 2d**）。

两个病变均为软的 SMT，由于在 EUS 中确认为低回声肿瘤，因此在内镜上怀疑是食管黏膜相关淋巴组织（mucosa associated lymphoid tissue，MALT）淋巴瘤。在活检中，黏膜固有层内发现淋巴球类似细胞的浸润（**图 3**），综合诊断为 MALT 淋巴瘤。

在 CT 和 EUS 中未发现淋巴结肿大、远处转移，在得到充分的 IC 后，针对 2 例病变施行了内镜黏膜下剥离术（endoscopic submucosal dissection，ESD）。在一般的胶皮板上固定标本的话，SMT 的深部被挤压，很难判断组织学上的深部残端阴性，因此将标本粘贴在中央开

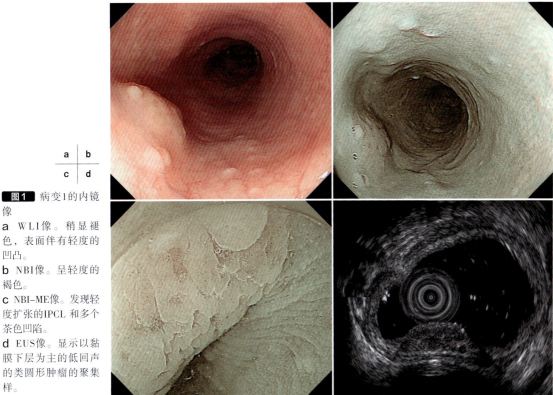

图1 病变1的内镜像

a WLI像。稍显褪色，表面伴有轻度的凹凸。

b NBI像。呈轻度的褐色。

c NBI-ME像。发现轻度扩张的IPCL和多个茶色凹陷。

d EUS像。显示以黏膜下层为主的低回声的类圆形肿瘤的聚集样。

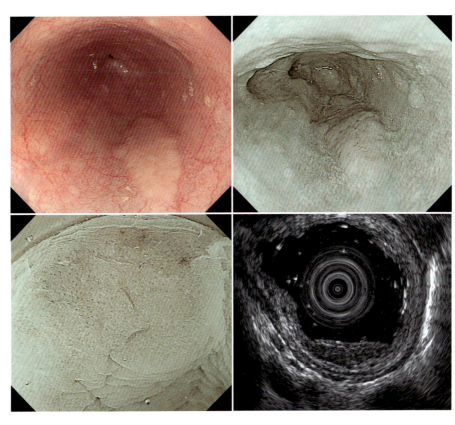

图2 病变2的内镜像

a WLI像。相对比较平坦的褪色隆起。

b NBI像。呈轻度褐色

c NBI-ME像。认为有IPCL的扩张，在内部伴有多数的茶色凹陷。

d EUS像。是以黏膜下层为主的低回声病变。

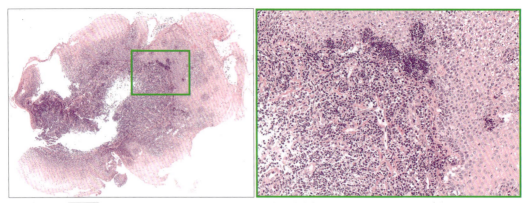

图3 病变1的活检标本。黏膜固有层内发现淋巴球类似细胞的浸润（b是a的绿框部放大像）。病变2 的活检所见也一样

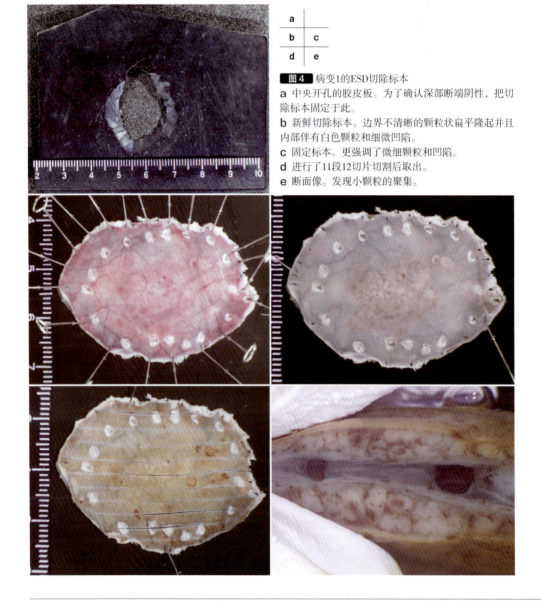

a	
b	c
d	e

图4 病变1的ESD切除标本

a 中央开孔的胶皮板。为了确认深部断端阴性，把切除标本固定于此。

b 新鲜切除标本。边界不清晰的颗粒状扁平隆起并且内部伴有白色颗粒和细微凹陷。

c 固定标本。更强调了微细颗粒和凹陷。

d 进行了11段12切片切割后取出。

e 断面像。发现小颗粒的聚集。

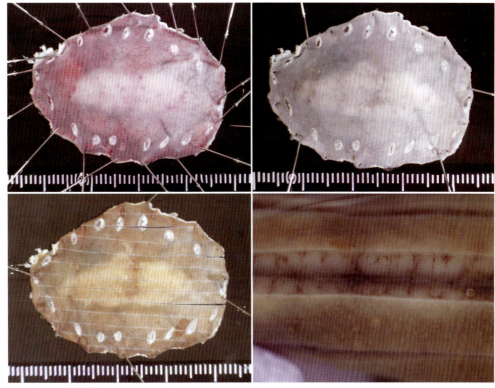

<table>
<tr><td>a</td><td>b</td></tr>
<tr><td>c</td><td>d</td></tr>
</table>

图5 病变2的ESD切除标本
a 新鲜切除标本。边界不清晰的褪色的平坦隆起并且内部伴有细微凹陷。
b 固定标本。a的所见更清晰。
c 进行了13段14切片切割后取出。
d 断面像。发现白色的粗大结节的聚集。

孔的胶皮板上进行了固定（**图4a**）。

病变 1 的新鲜切除标本是，边界不清晰的颗粒状扁平隆起并且内部伴有白色颗粒和细微凹陷（**图4b**）。固定标本更强调了微细颗粒和凹陷（**图4c**）。在进行 11 段 12 切片切割后取出（**图4d**），在断面发现小颗粒的聚集（**图4e**）。在病变 2 的新鲜切除标本中，仍然是边界不清晰的褪色平坦隆起，内部伴有细微凹陷（**图5a**）。在固定标本中，其观察结果更加清晰（**图5b**）。在进行 13 段 14 切片切割后取出（**图5c**）。在断面发现白色的粗大结节的聚集（**图5d**）。

在病理组织学上以黏膜固有层为主，有模仿淋巴滤泡类似细胞的聚集（**图6a~c**）。免疫组织染色结果为 CD3 阴性（**图6d**）、CD5

阴性（**图6e**）、CD20 阳性（**图6f**）、bcl2 阳性（**图6g**）、cyD1 阴性（**图6h**）、CD10 阴性（**图6i**），诊断为 MALT 淋巴瘤。虽然肿瘤的一部分已至黏膜下浅层，但深部、侧方断面均为阴性。

肿瘤顶部被非肿瘤性的扁平上皮覆盖，但与凹陷部一致，在黏膜内也有异型淋巴球样细胞的浸润（**图6j**），在该部位发现 CD20 阳性的肿瘤细胞浸润（**图6k**），因此判断是由 LEL（lymphoepithelial lesion）引起的变化。

最终诊断为两个病变均为食管（esophageal）MALT lymphoma。病变 1：T1b-SM（80μm），0- I type，ly0，v0，HM0，VM0，28mm×9mm；病变 2：T1a-MM，0- I type，ly0，v0，HM0，VM0，16mm×15mm。

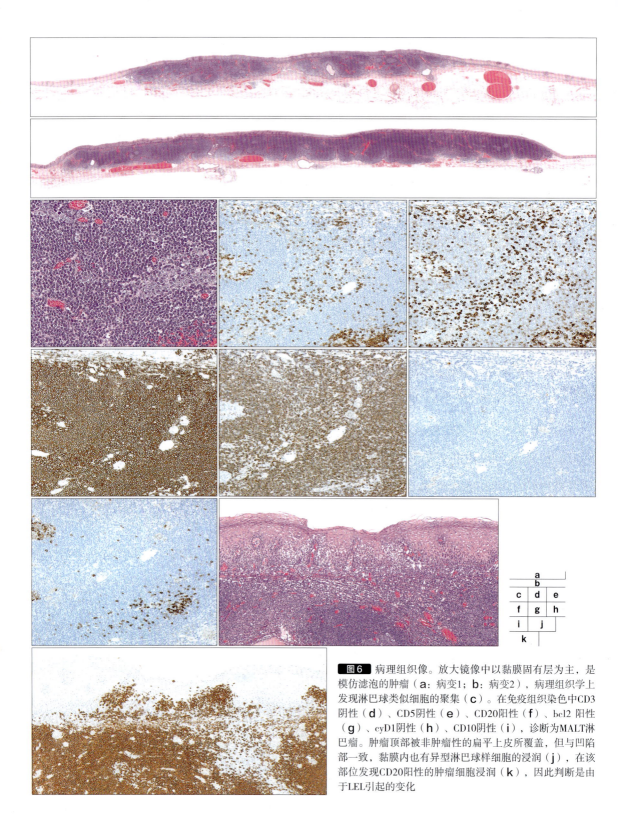

图6 病理组织像。放大镜像中以黏膜固有层为主，是模仿滤泡的肿瘤（**a**：病变1；**b**：病变2），病理组织学上发现淋巴球类似细胞的聚集（**c**）。在免疫组织染色中CD3阴性（**d**）、CD5阴性（**e**）、CD20阳性（**f**）、bcl2阳性（**g**）、cyD1阴性（**h**）、CD10阴性（**i**），诊断为MALT淋巴瘤。肿瘤顶部被非肿瘤性的扁平上皮所覆盖，但与凹陷部一致，黏膜内也有异型淋巴球样细胞的浸润（**j**），在该部位发现CD20阳性的肿瘤细胞浸润（**k**），因此判断是由于LEL引起的变化

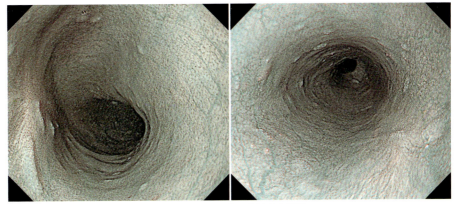

a | b　■图7■ 术后追加治疗6年后的NBI-ME像。未见病变复发

作为术后追加治疗，施行了利妥昔单抗500mg×6疗程，6年无复发，生存中（**图7**）。

考察

食管 MALT 淋巴瘤是一种罕见的疾病，主要的肉眼形态是像本例这样的 SMT 型和笔者们之前所报告的巨块型。本例是柔软的 SMT 样病变，在内镜上有大小不一的肿瘤聚集在一起，并且是被非肿瘤性扁平上皮覆盖的 SMT 样肿瘤。在 EUS 中大小不一的低回声肿瘤聚集在一起，与本例模仿淋巴滤泡的组织像相类似，被认为是本疾病典型的 EUS 所见。

另外，在本例中，表面伴有多个微小凹陷，该部位在 NBI 中为茶色。该凹陷与 LEL 一致，是伴有 MALT 淋巴瘤的上皮浸润的凹陷。

本例由于是同时多发病变，所以也有可能看到了从 SMT 型向巨块型的转变。本例用 ESD 进行了 R0 切除，详细讨论了病理组织学所见、内镜所见以及 EUS 所见。结果，食管 MALT 淋巴瘤典型的内镜改变和 EUS 像得到确认，这一点很有意义。

参考文献
[1] 高橋亜紀子, 小山恒男. 食道MALTリンパ腫. 胃と腸　51: 194-196, 2016.

姑息性内镜治疗后自然消退的食管原发恶性黑色素瘤

Primary Malignant Melanoma of the Esophagus with Spontaneous Erosion after Palliative Endoscopic Treatment

田中 惠[1]　　大平 哲也　　原田 喜博
小池 良树　　山形 拓　　　嶋田 奉广
今野 裕司　　冈野 春香　　清水 孟
铃木 祥平　　泽井 高志[2]　伊藤 启[1]

[1] 仙台市医療センター仙台オープン病院
　　消化管・肝胆膵内科
　　〒983-0824 仙台市宮城野区鶴ヶ谷5丁目22-1
[2] 同　病理診断科

关键词　食管原发恶性黑色素瘤　内镜治疗　自然消退

简介

食管原发的恶性黑色素瘤是罕见的疾病，占食管原发恶性肿瘤的 0.1%~0.3%。虽然预后极为不良，但也散在长期生存的报告例。这次，由于经治了对食管原发的恶性黑色素瘤进行姑息性内镜切除，之后自然消退的 1 例，因此在这里对后续以及分析进行报告。

病例

患　者：70 多岁女性。

主　诉：胸部堵塞感。

既往史：19 岁时因急性阑尾炎接受阑尾切除术，40 岁时接受子宫肌瘤摘除术，53 岁时因横结肠癌接受横结肠部分切除术，72 岁因 Parkinson 综合征现在口服药物治疗中。

现病史　200X 年 12 月施行的上消化道内镜检查（esophagogastroduodenoscopy，EGD）

中，发现胸部食管上段有黑色的色素沉着（**图1**）。活检诊断为黑变病，故后续观察（**图2**）。（200X+1）年 2 月的 EGD 中未发现病变变化，但同年 7 月的 EGD 中发现在色素沉着部有隆起（**图3a**），10 月复检时，隆起的尺寸增大到

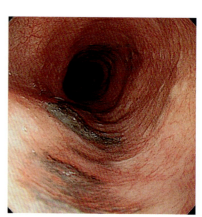

图1　200X年12月时的EGD像。发现在胸部食管上段左壁有多个类圆形的黑色的最大1cm直径的色素沉着

1cm（**图 3b**）。5-S-半胱氨酸（5-S-cysteinyldopa，5-S-CD）29.5nmol/L，显示高值，据内镜观察以及后续诊断为恶性黑色素瘤。同时施行的正电子发射断层扫描与计算机断层扫描（positron emission tomography with computed tomography，PET-CT）中，确认了氟脱氧葡萄糖（fluorodeoxyglucose，FDG）向纵隔内淋巴结（动脉韧带淋巴结以及胸部食管中段旁淋巴结）的聚集（**图 4**）。患者不希望积极治疗，决定继续观察。在（200X+2）年 1 月的 EGD（**图 5**）中有超过 2cm 的亚蒂性病变的形态变化，同时在吞咽时出现了阻塞感，固体食物的进食变得困难，因此在充分知情同意的情况下，以缓和症状为目的进行了内镜下黏膜切除术（endoscopic mucosal resection，EMR）。

住院时 黏膜面以及体表未见色素沉着，未触及浅表淋巴结。

住院时检查所见 血液生化检查中没

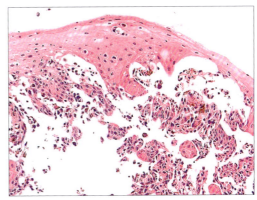

图 2 200X 年 12 月的活检、HE 染色像。皮下组织中含有黑色素颗粒的核异型细胞随处可见

有异常值，肿瘤标志物 CEA 和 CA19-9 在正常范围内。5-S-CD 为 44.4nmol/L（标准值 1.5~8.0nmol/L）显示了高值（**图 6**）。

EMR 时的内镜图像 （200X+2）年 9 月施行的 EMR 中，病变占据了食管内腔，整体像很难观察。隆起部呈深浅不一的黑色，基部

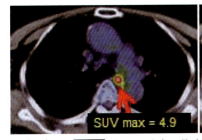

图 3 内镜像
a （200X+1）年 7 月时的 EGD 像。在色素沉淀部发现隆起。
b （200X+1）年 10 月时的 EGD 像。尺寸变得更高。

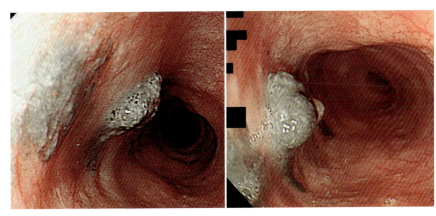

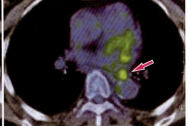

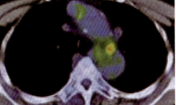

图 4 （200X+1）年 10 月时的 PET-CT 像
a 在食管的主病变部发现 FDG 的聚集。
b 发现在胸部食管中段旁的淋巴结有 FDG 的聚集。
c 发现在动脉韧带淋巴结有 FDG 的聚集。

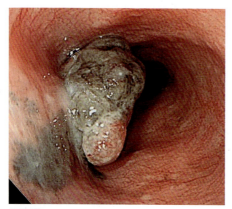

图5 （200X+2）年1月时EGD像。变化成超过20mm的亚蒂性病变

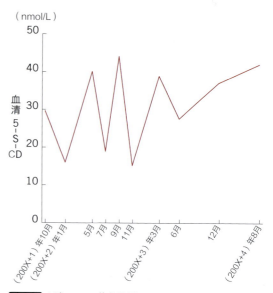

图6 血清5-S-CD值的发展。5-S-CD：5-S-cysteinyldopa（标准值1.5~8.0nmol/L）

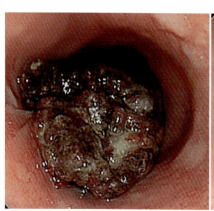
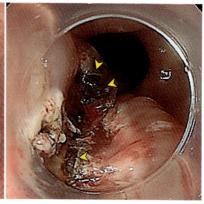

| a | b |

图7 （200X+2）年9月的EMR施行时的影像。虽然病变占据了食管内腔的大部分，但呈亚蒂性，很软，内镜可通过（**a**）。用圈套器分3段切除。在切除后的溃疡底部发现黑色病变的残留（**b**，黄色箭头）

周围黏膜也有黑色色素沉着。活动性良好，内镜可通过。隆起部分分3段切除。在切除后的溃疡底部发现了黑色病变的残余（**图7**）。

切除标本观察肿物　病变软，在取出时标本碎成7段。整体约8cm大（**图8a**）。

肿瘤的病理组织学　在HE染色中核异型强，伴有黑色素颗粒的纺锤状的细胞密集，也可散见具有清晰核小体的核（**图8b**）。melan A、HMB45、S-100蛋白质、p53蛋白为强阳性，Ki-67标记指数（labeling index，LI）约为10%（**图8c~h**）。脉管浸润呈阴性，断端呈阳性。

综合以上，根据食管癌处理规则，诊断为Ut，8cm，1型，恶性黑色素瘤，pTX，cN4，pHMX，pVM1，INFc，ly0，v0，CurC，cStage Ⅳa。另外，重新检查了当初诊断为黑变病时的活检组织，结果发现：细胞质中含有黑色素颗粒，在上皮下散见核小体明显的异型性强的纺锤形细胞，免疫化学染色中melan-A、HMB45、S-100蛋白呈阳性，由此认为是恶性黑色素瘤（**图9**）。

治疗随诊　由于吞咽困难的症状迅速好转，能够进食，因此在第6日出院。在每3个月的EGD中，后续观察的结果显示，残留的黑色色素沉着逐渐缩小，（200X+4）年8月的EGD中色素沉着完全消退，（200X+5）年2月的EGD也确认没有（**图10**）。在（200X+4）年8月施行的PET-CT中，向食管以及纵隔内淋

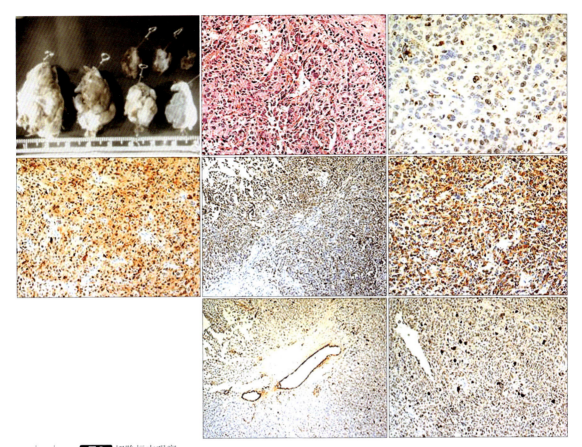

a	b	c
d	e	f
	g	h

图8 切除标本观察

a 切除固定标本。

b HE染色像。散见含有黑色素颗粒的核肿大的细胞。

c Ki-67染色像。LI 约10%。

d S-100蛋白染色像，呈强阳性。

e melan-A染色像。呈强阳性。

f HMB45染色像。呈强阳性。

g D2-40染色像。淋巴管浸润呈阴性。

h p53染色像。呈强阳性。

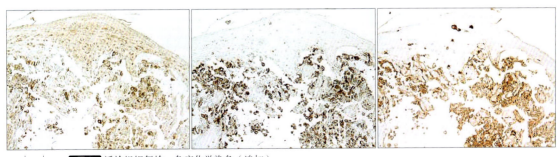

a	b	c

图9 活检组织复检，免疫化学染色（追加）

a 脱黑色素后的melan-A染色像。

b 脱黑色素后的HMB45染色像。

c 脱黑色素后的S-100蛋白染色像。

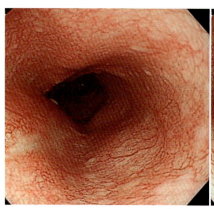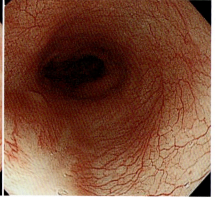

a | b

图10 （200X+5）年2月时的EGD像。口侧、肛侧的色素沉着均消退
a 口侧远景。
b 肛侧。

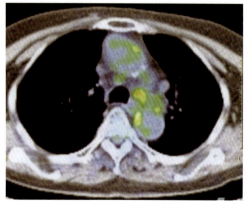

图11 （200X+4）年8月时的PET–CT像。向食管以及纵隔内淋巴结的FDG聚集消失了

巴结的 FDG 的聚集消失了（**图11**）。

　　内镜治疗后经过了 6 年，（200X+8）年 9 月为止无复发，生存中。

讨论

　　对于食管原发恶性黑色素瘤，根治性治疗的第一选择是手术。对于无法手术的病例，虽然有化学疗法、免疫疗法、内分泌疗法、放射线疗法等，但无论哪一种治疗方法，都还没有被确立为辅助疗法。

　　在笔者经治的病例中以缓解症状为目的施行了 EMR，尽管断端呈阳性，但是后续没有复发的征兆。户谷等报告了在对食管原发恶性黑色素瘤施行手术的病例的病理组织标本中，在背景食管中发现了大面积的沿着黏膜基底侧排列的黑色素细胞的增生，这些可能是恶性黑色素瘤的背景病变，也有可能是前驱病变。在笔

者经治的病例中，发现周围残存的色素沉着消退的原因是：如前所述，假设由肿瘤诱导或产生的某种因子诱发了黑色素细胞的过度形成，由于切除了主病变，周围的黑色素细胞不再过度形成，所以有消退的可能性。还有，有报告指出，皮肤原发的恶性黑色素瘤约 12% 会自然消退。关于其机制，Zeff 等报告了是与 CD8 阳性抗原特异的细胞障碍性 T 细胞相关。但是，笔者经治的病例中治疗后瘢痕的活检组织中未见淋巴浸润，是否以同样的机制消退尚不清楚。由于也存在像笔者经治的病例那样具有非典型过程的病例，所以今后也需要病例的积累和进一步的探讨。

参考文献

[1] 日本食道学会(編). 臨床・病理食道癌取扱い規約, 第11版. 金原出版, 2015.
[2] Tachimori Y, Ozawa S, Numasaki H, et al. Comprehensive-registry of esophageal cancer in Japan, 2012. Esophagus 16: 221-245, 2019.
[3] Makuuchi H, Takubo K, Yanagisawa A, et al. Esophageal malignant melanoma：analysis of 134 cases collected by the Japan Esophageal Society. Esophagus 12:158-169, 2015.
[4] 山口智弘, 塩飽保博, 前田一也, 他. 食道原発悪性黒色腫の1例と本邦報告例(193例)の検討. 日消誌 101:1087-1094, 2004.
[5] 戸谷裕之, 川島吉之, 有馬美和子, 他. 術前診断に難渋した早期食道悪性黒色腫の1切除例. 外科 66:232-236, 2011.
[6] Fenoglio-Preiser CM, Noffsinger AE, Stemmermann GN, et al. Gastrointestinal Pathology：An Atras and Text, 3rd ed. Lippincott Williams & Wilkins, Philadelphia, 2007.
[7] McGovern VJ. Spontaneous regression of melanoma. Pathology 7:91-99, 1975.
[8] Zeff RA, Freitag A, Grin CM, et al. The immune response in halo nevi. J Am Acad Dermatol 37:620-624, 1997.

在食管发生的疣状癌

Verrucous Carcinoma of the Esophagus

佐藤 千晃[1]　谷山 裕亮　櫻井 直
日景 允　高屋 快　冈本 宏史
今野 卓朗　氏家 直人　小关 健
安藤 凉平　藤岛 史喜[2]　内藤 刚[1]
海野 伦明　龟井 尚

[1] 東北大学病院総合外科
　〒 980-8574 仙台市青葉区星陵町 1-1
　E-mail : schiaki@surg.med.tohoku.ac.jp
[2] 同　病理部

关键词　疣状癌　食管癌　食管切除术

简介

疣状癌（verrucous carcinoma，VC）是几乎不显示细胞异形而增殖的扁平上皮增殖病变，在 1948 年由 Ackerman 提出。是否为恶性多年来一直有争议，现在被定位为鳞状细胞癌的一亚型。

仅凭活检标本无法诊断，常被误诊为良性疾病。间质浸润是极为罕见的，只要能摘除，临床预后极好。

病例

患　者：70 多岁女性。

过往史：无。

家族史：无特别事项。

现病史：约 10 年前开始自觉有堵塞感。笔者所在医院就诊的在上个医院施行的上消化道内镜检查（esophagogastroduodenoscopy，EGD）中发现食管有巨大的白色扁平隆起性病变，施行了活检也没有确定诊断。

之后，多次施行了诊断性内镜下黏膜切除术（endoscopic mucosal resection，EMR），来笔者所在科室 2 年前就诊断为 VC。虽然患者希望随诊，但堵塞感逐渐加重，以手术为目的被介绍到笔者所在科室接受治疗。

术前检查　在 EGD 中，发现胸部食管有全周性的扁平隆起性病变（**图 1a**），放大后部分呈乳头状的形态（**图 1b**）。经口内镜无法通过（**图 1c**）。

CT 像显示，胸部食管下段有全周性的壁肥厚（**图 2a**）。没有明显的淋巴结肿大。在 PET-CT 像中，在该部位发现了 SUVmax 11.8 的聚合（**图 2b**）。在淋巴结没有聚合。

手术　施行了半卧腹位胸腔镜下食管切除术，做成开腹胃管，后纵隔经颈部食管胃管吻合。

切除固定标本肉眼观察、病理组织学观察肉眼所见，食管下部有扁平隆起性病变（**图 3a、b**）。病理组织像显示乳头状发育（**图 3c**），缺乏核异型（**图 3d**）。

最终病例组织学的诊断结果为：疣状癌，

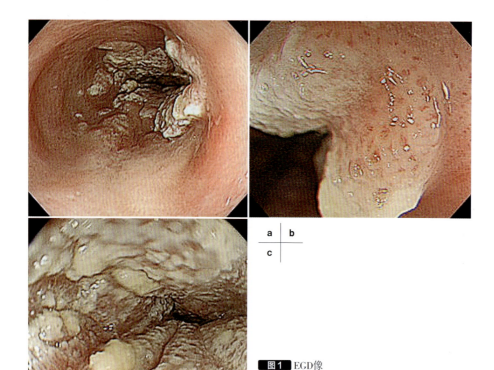

图1 EGD像
a 发现胸部食管有全周性的扁平隆起性病变。
b 放大后部分呈乳头状的形态。
c 经口内镜无法通过。

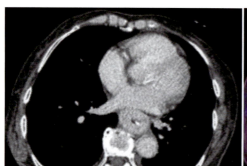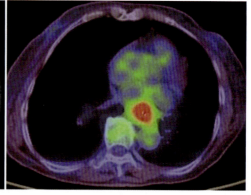

a | b

图2 CT像与PET-CT像
a CT像。发现胸部食管下段有全周性的壁肥厚。没有明显的淋巴结肿大。
b PET-CT像。在该部位发现了SUV max 11.8的聚合。在淋巴结没有聚合。

食管中段、食管下段 Ae，80mm×45mm，0-Ⅱa型，pT1a-LPM（M2），INFa，ly0，v0（EM），pIM0，pPM0，pDM0，pRM0，无多发，pN0（0/44），cM0，pStage 0［《食管癌处理规定（第10版）》（补订版）］

总结

在食管发生的 VC 自 1967 年由 Minielly 等首次报告以来，虽然散见报告，但至今仍是极为罕见的疾病。VC 的肿瘤本身表面分化度极高，仅凭内镜活检多无法诊断，通过 EMR

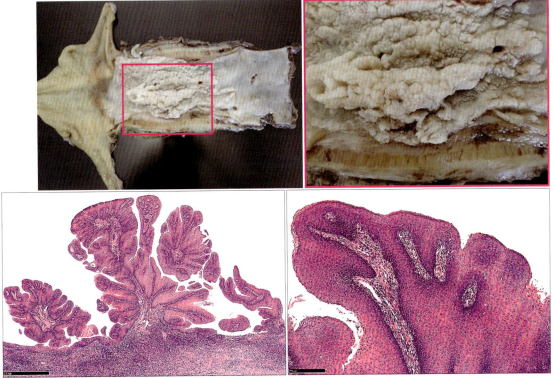

图3 切除固定标本宏观像以及病理组织像

a 切除固定标本宏观像。在食管下段发现扁平隆起性病变。
b a的红框部放大像。
c 病理组织像。显示乳头状发育。
d c的放大像。缺乏核异型性。

或内镜黏膜下剥离术（endoscopic submucosal dissection，ESD）等切除某种程度的大病理对诊断是必要的。在任何报告中，如果能通过手术完全切除，预后都是非常好的。

但是，如果不进行治疗，肿瘤就会增大，由于堵塞等症状，导致生活质量（quality of life，QOL）降低，手术难度也会增大。因而早期的诊断和治疗在患者的 QOL 方面也很重要。

参考文献
[1] Ackerman LV. Verrucous carcinoma of the oral cavity. Surgery 23:670-678, 1948.
[2] Minielly JA, Harrison EG Jr, Fontana RS, et al. Verrucous squamous cell carcinoma of the esophagus. Cancer 20:2078-2087, 1967.
[3] Taniyama Y, Fujishima F, Takubo K, et al. A case of verrucous carcinoma of the esophagus associated with difficult histopathological diagnosis of endoscopic biopsy specimens. Esophagus 9:223-227, 2012.

放大内镜鉴别黑色素瘤与黑色食管鳞状细胞癌 1 例

A Case of Blackish Squamous Cell Carcinoma Differentiated from Melanoma Using Magnifying Endoscopy

小山 恒男 [1]   高桥 亚纪子   福山 知香   [1] 佐久医療センター内視鏡内科
〒 385-0051 佐久市中込 3400 番地 28
E-mail : oyama@coral.ocn.ne.jp

关键词   SCC   鳞状细胞癌   黑色素瘤

病例

患者是 60 多岁女性。在以筛查为目的的内镜检查中,被指出食管有黑色病变,被介绍到笔者所在医院。体格检查没有特别需要记录的事项,血液检查也没有发现异常。

在距门齿 32cm 的食管前壁有边界不清晰的凹陷性病变(**图 1a**)。内部是轻度的凹凸不规则,黑色、红色和白色混在一起。在 NBI(narrow band imaging)观察中,在黑色的凹陷内发现了大小不一的白色扁平隆起(**图 1b**),吸气后边缘隆起更明显(**图 1c**),通过送气伸展的柔软病变(**图 1d**)。

在白光成像(white light imaging,WLI)中放大观察凹陷的口侧边缘部,发现有黑色细微颗粒的聚集(**图 1e**)。在 NBI 放大观察(NBI with magnifying endoscopy,NBI-ME)中,由于在边缘部能观察到没有异型的上皮内乳头状毛细血管袢(intra-epithelial papillary capillary loop,IPCL),因此诊断边缘隆起部的表层被非肿瘤性扁平上皮所覆盖。另外,通过 NBI-ME 未观察到边缘隆起部的黑色细微颗粒,由此推测该黑色颗粒物质存在于上皮深部(**图 1f**)。

病变中心部的 WLI-ME 观察到中心有白苔,在其周围的红肿凹陷处散见细微黑色颗粒(**图 1g**)。在该部位的 NBI-ME 中,确认有不规则的圆点样细微血管(**图 1h**)。

在碘染色中该病变呈不染(**图 1i**,黄色箭头),在其后壁侧发现边界清晰的不规则形的碘不染病变(**图 1i**,白色箭头)。根据以上,诊断为同时多发的食管表浅癌,施行了内镜黏膜下剥离术(endoscopic submucosal dissection,ESD)。

在新鲜切除标本中,主病变为黑色和白色混合存在的平坦凹陷,副病变肉眼难以看出(**图 2a**)。在主病变靠近观察中,以凹陷边缘部为中心可观察到有细微黑色颗粒(**图 2b**)。在碘染色中,主病变呈边界清晰的不染,周围有多个小的不染病变(**图 2c**)。制作了 13 段 14 切片,施行了病理组织学上的检测(**图 2d**)。

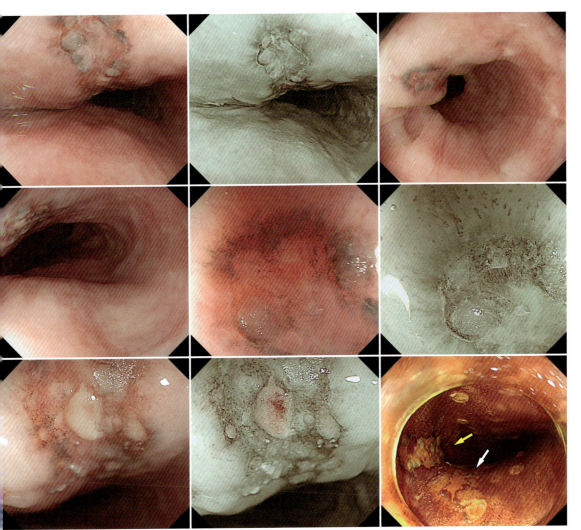

a	b	c
d	e	f
g	h	i

图1 内镜像

a WLI像。距门齿32cm的前壁有边界不清晰的凹陷性病变。

b NBI像。在黑色的凹陷内发现了大小不一的白色扁平隆起。

c 吸气后边缘隆起明显。

d 送气病变伸展。

e 口侧边缘部的WLI-ME像。发现黑色细微颗粒的聚集。

f 边缘隆起部的NBI-ME像。观察到没有异型的IPCL。没有观察到黑色细微颗粒。

g 病变中心部的WLI-ME像。中心有白苔，在其周围的红肿凹陷处散见细微黑色颗粒。

h 和g同部位的NBI-ME像。确认有不规则的圆点样细微血管。

i 碘染色像。该病变呈不染（黄色箭头）。在其后壁侧发现边界清晰的不规则形的碘不染病变（白色箭头）。

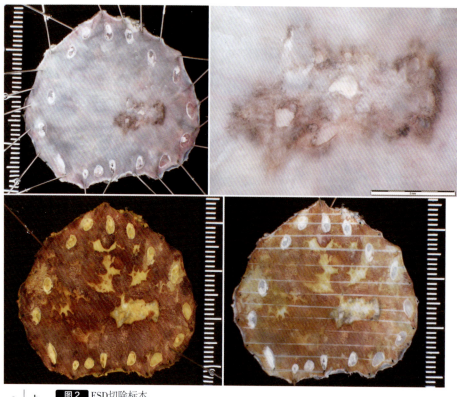

a	b
c	d

图2 ESD切除标本

a 新鲜切除标本。主病变为黑色和白色混合存在的平坦凹陷，副病变肉眼难以看出。
b 主病变的接近观察。以凹陷部边缘为中心能观察到细微黑色颗粒。
c 碘染色。主病变呈边界清晰的不染，周围有多个小的不染病变。
d 制作了13段14切片。

主病变口侧的边缘隆起部的 HE 染色和 HMB45 染色标本如**图3a、b** 所示。该部位为非肿瘤性的扁平上皮（**图3a**），HMB45 中在基底层发现了清晰的黑变病（melanosis）（**图3b**）。主病变为鳞状细胞癌（squamous cell carcinoma，SCC），但发现白色隆起部的表面有厚厚的角化层，诊断为食管表皮化（epidermization）的合并（**图3c**）。在该部的基底层也伴有黑变病（**图3d**）。副病变是侵入深度 T1a-EP 的 SCC，否认有黑变病和表皮化（**图3e、f**）。主病变的复原图和 WLI-ME 像的对比见**图3g~i**。与凹陷部一致，存在浸润深度 T1a- EP~LPM 的 SCC，几乎全部伴有黑变病（**图3g、h**）。如上所述，口侧边缘隆起部为非肿瘤性扁平上皮，在基底层发现黑变病

（**图3a、b**）。虽然认为在 WLI-ME 中发现的黑色颗粒物质就是黑色素细胞（melanocyte），但在 NBI-ME 中没有被辨认出来（**图3i**）。与 WLI 相比 NBI 的穿透性不佳，考虑原因是无法透见到基底层。应用该原理，可以推测出黑色颗粒物质存在于上皮的哪个深度。

另外，白色隆起部的基底层也存在黑变病（**图3d**），但该部位在 WLI 中观察到呈白色平坦隆起（**图3d**），原因是表皮化导致黑色颗粒无法透视（**图3g**）。

主病变的最终诊断为 SCC 伴有黑变和表皮化（with melanoisis and epidermization），T1a-LPM，ly 0，v 0，HM0，VM0，0-Ⅱc，10mm×6mm in 38mm×38mm。

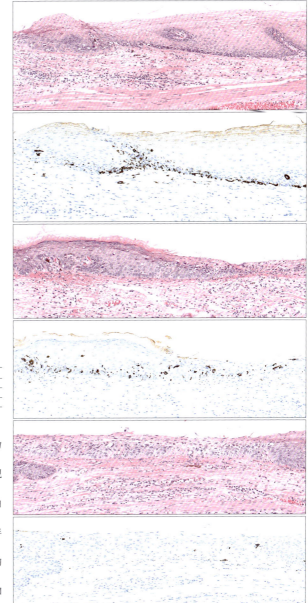

图3 病理组织像、复原图的对比

a 主病变口侧的边缘隆起部的HE染色像。为非肿瘤性的扁平上皮。

b 和a同部位的HMB45染色像。在基底层发现清晰的黑变病。

c 白色隆起部的HE染色像。表面有厚厚的角化层，诊断为食管表皮化的合并。

d 与c同部位的HMB45染色像。在基底层也伴有黑变病。

e 副病变的HE染色像。侵入深度是T1a-EP的SCC。

f 和e同部位的HMB45染色像。否认黑变病和表皮化。

讨论

本例是黑色的食管凹陷性病变，需要鉴别黑变病和黑色素瘤。黑变病是存在于基底膜层的黑色素细胞的增生，而黑色素瘤是由于肿瘤细胞向上皮内浸润，黑色肿瘤细胞上升至更浅层。因此，如果能通过内镜看清黑色细胞存在于上皮内的哪个水平的话，对两者的鉴别是有用的。

究竟NBI-ME能观察到多深的食管上皮呢？笔者们在讨论日本食管学会（Japan Esophageal Society，JES）分类B2血管时，报告了从表层至少能看到$100\,\mu m$。而上皮下毛细血管网（subepithelial capillary network，SECN）是存在于基底膜正下的细微血管的网络，在一般的NBI-ME无法观察到。由此推测，在

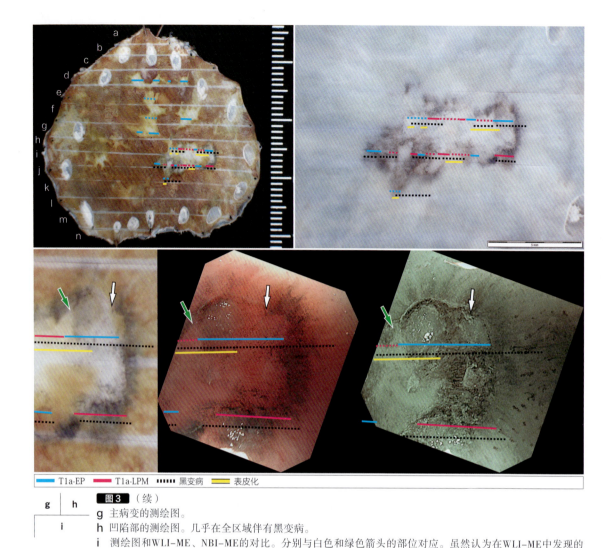

| ▬ T1a-EP | ▬ T1a-LPM | ▪▪▪▪▪ 黑变病 | ▬ 表皮化 |

图3 （续）

g | h
i

g 主病变的测绘图。

h 凹陷部的测绘图。几乎在全区域伴有黑变病。

i 测绘图和WLI-ME、NBI-ME的对比。分别与白色和绿色箭头的部位对应。虽然认为在WLI-ME中发现的黑色颗粒物质就是黑色素细胞，但在NBI-ME没有被辨认出来。

NBI-ME 中无法观察到基底层的黑色素细胞。

本例在病变内发现黑色变化，在 WLI-ME 中观察到黑色颗粒物质，但在 NBI- ME 中没有观察到这些黑色颗粒。这一发现暗示了黑色颗粒物质存在于基底层附近，在鉴别黑色素瘤方面是重要的发现。

还有，本例的病变中心部是白色的，但在病理组织学上也认为该部位有黑色素瘤。详细比较讨论了病理组织像和内镜像，结果发现，与白色部一致在 SCC 上有角化。也就是说，推

测表皮化妨碍了透光，因此该部位的黑变病没有被透见。

报告了伴有黑变病和角化，呈多样的内镜所见的浅表型食管 SCC 的 1 例，提示了对于黑色素瘤和黑变病的鉴别，WLI-ME 和 NBI-ME 的对比是有必要的。

参考文献

[1] 高橋亜紀子, 小山恒男, 依光展和. 食道表在癌における炎症を示唆する拡大内視鏡所見：B2血管の鑑別, B2 iの提唱. 胃と腸　53:1362-1370, 2018.

食管原发腺样囊性癌

Adenoid Cystic Carcinoma of the Esophagus

草深 公秀 [1, 2]

[1] 静冈县立综合病院病理学部
　　〒 420-8527 静冈市葵区北安东 4 丁目 27-1
　　E-mail：k-kusafuka@i.shizuoka-pho.jp
[2] 静冈县立静冈がんセンター病理诊断科

关键词　腺样囊性癌　黏膜下肿瘤　筛状结构　双层性　c-Myb

简介

由于食管也有固有食管腺，因此与小唾液腺一样，罕有唾液腺型肿瘤发生，只有散发性的病例报告。其中食管原发腺样囊性癌仅占所有食管恶性肿瘤的 0.1% 以下，但实际上更为罕见。病理组织像大致与唾液腺原发的腺样囊性癌相同，但是食管原发的情况下类基底细胞（扁平上皮）癌（basaloid squamous cell carcinoma，BSC）也会显示类似的组织像，因此在鉴别诊断时必须要注意。从过去的文献来看，经常可以看到认为是 BSC 的病例被报告为"腺样囊性癌"。有报告称，食管原发腺样囊性癌病例的平均年龄为 66.4 岁，男女比例为 5：1，以男性居多。活检诊断一般很困难。

内镜所见

有黏膜下肿瘤（submucosal tumor，SMT）样的形态，多被认为是上升陡峭的隆起性病变（**图 1a**）。因此，表面黏膜缺乏肿瘤性变化，血管结构也缺乏变化。另外，在卢戈氏碘液染色中也没有形成不染区，是缺乏上皮变化的所

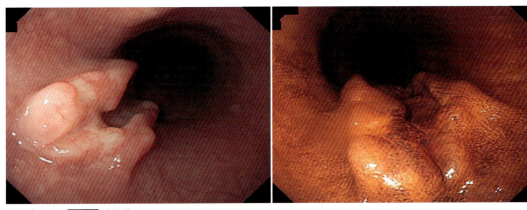

a	b

图1 内镜像
a 一般内镜像。发现呈现扭曲形状的隆起性病变，但是表面光滑亮泽，否认有糜烂。
b 卢戈氏碘液染色像。稍有淡染色，边界不清晰，病变为SMT样。

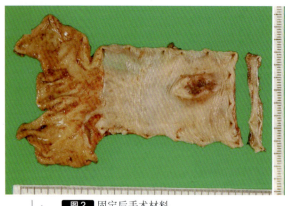
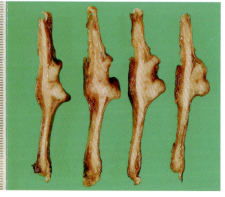

a	b

图2 固定后手术材料

a 在食管中段发现上升陡峭的隆起性病变。表面一部分发红且光滑有光泽。

b 切面像。可见黏膜下层~固有肌层为主的边界比较清晰的乳白色肿瘤。

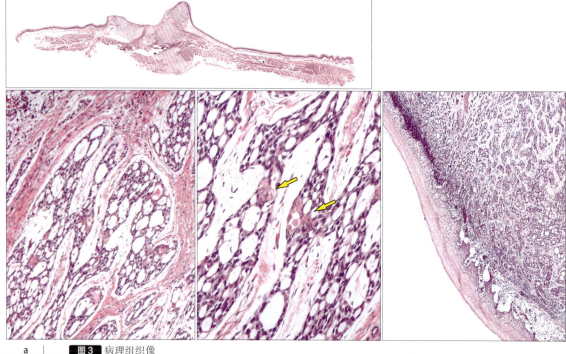

a	
b	c	d

图3 病理组织像

a 放大像。与扭曲形状的隆起性病变部一致，在黏膜下层~固有肌层发现肿瘤。

b 发现形成呈筛状的细胞巢浸润的腺样囊性癌。可见假囊肿的形成。

c 构成胞巢的细胞是由小型的具有多角形核的肿瘤性肌上皮细胞和具有嗜酸性胞体的真腺管细胞（黄色箭头）组成的。

d 覆盖表面的扁平上皮变薄，呈菲薄化，但没有与肿瘤直接相连。

见（**图1b**）。

病例组织学所见

肉眼可见黏膜下层～固有肌层为主的边界比较清晰的乳白色肿瘤（**图2**）。表面黏膜缺乏肿瘤性变化，即使是固定后的卢戈氏碘液染色也只是边界不清晰的淡染色的程度。

在病理组织学上也是与唾液腺原发的腺样囊性癌相同，肿瘤主要是在黏膜下层～固有肌层（**图3a**），筛状结构、管状结构以及充实性胞巢以各种程度混在一起（**图3b**）。

肿瘤构成细胞由具有嗜酸性胞体的真腺管

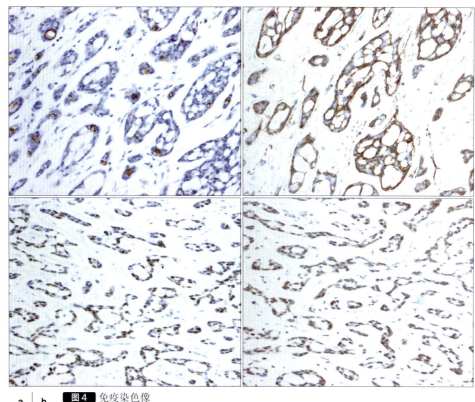

图 4 免疫染色像

a 构成真腺管的腺上皮内腔面EMA呈阳性。
b 肿瘤性肌上皮细胞中，αSMA呈阳性。
c 在胞巢的边缘部的肿瘤性肌上皮细胞中，p40呈阳性。
d 在腺样囊性癌中典型的c-Myb是肿瘤细胞的核呈阳性。

上皮细胞和其周围稍微小型的、具有多角形核和透明胞体的外层细胞（肿瘤性肌上皮细胞）组成，显示双层性的组织像（**图3c**）。在筛状结构中，假囊肿的形成明显，并伴有间质中嗜酸性的玻璃化间质和嗜碱性的基底膜样物质的沉淀。核分裂相除了充实性胞巢以外比较罕见，坏死也罕见。另外，表层的食管黏膜扁平上皮呈菲薄化，但未发现与肿瘤直接相连（**图3d**）。

　　免疫组织化学方面，真正的腺管上皮细胞的上皮膜抗原（epithelial membrane antigen，EMA）和细胞角蛋白7（cytokeratin 7，CK7）呈阳性（**图4a**）。外层细胞的CK14、α-平滑肌肌动蛋白（α-smooth muscle actin，αSMA）、波形蛋白（vimentin）和S-100蛋白在不同程度上呈阳性（**图4b**）。另外，在胞巢的边缘部，p63或p40呈阳性（**图4c**）。

Ki-67阳性率较低，为10%左右，而充实性细胞巢有略高的倾向。近年来，唾液腺腺样囊性癌的新标记c-Myb在食管原发腺样囊性癌中也呈阳性（**图4d**）。这是因为在腺样囊性癌的产生中，*Myb-NF1B*基因重组使*c-Myb*基因活性化所致。

　　这反映了*c-Myb*基因在腺样囊肿癌中发挥驱动基因的作用。在唾液腺原发腺样囊性癌中，除上述基因重组外，还有*MybL1-NF1B*、*Myb-X*、*X-NF1B*等基因重组的报告，但还没有食管原发腺样囊性癌的报告。

预后

　　由于食管原发腺样囊性癌还没有进行详细的预后分析，所以不清楚，但是从唾液腺原发腺样囊性癌来看，5年生存率比一般的食管鳞状细胞癌要更良好。但是据说，发生远处转移

的病例的 1 年生存率为 23%，进展癌的预后平
均为 9 个月。

鉴别诊断

内镜方面，列举了胃肠道间质瘤（gastroin
-testinal stromal tumor，GIST）和包括光滑肌
样的 SMT， 但在超声内镜检查（endoscopic
ultrasonography，EUS）中，其不同之处在于
低回声、圆形、边界清晰。在病理组织学上，
可以考虑前述的 BSC 是最重要的鉴别诊断。
在BSC中，没有发现真正的腺管，即双层性，
常伴有中心坏死。另外认为c-Myb的免疫染色
和 *Myb* 基因的荧光原位杂交（fluorescence in
situhybridization，FISH） 检查对鉴别有用。

参考文献

[1] Suzuki H, Nagayo T. Primary tumors of the esophagus other
    than squamous cell carcinoma—histologic classification and
    statistics in the surgical and autopsied materials in Japan. Int Adv
    Surg Oncol 3:73-109, 1980.
[2] Sawada G, Moon J, Saito A, et al. A case of adenoid cystic
    carcinoma of the esophagus. Surg Case Rep 1:119, 2015.
[3] Guo XF, Mao T, Gu ZT, et al. Adenoid cystic carcinoma of
    the esophagus：report of two cases and review of the Chinese
    literature. Diagn Pathol 7:179, 2012.
[4] Kobayashi Y, Nakanishi Y, Taniguchi H, et al. Histological
    diversity in basaloid squamous cell carcinoma of the
    esophagus. Dis Esophagus 22:231-238, 2009.
[5] Tsang WY, Chan JK, Lee KC, et al. Basaloid-squamous
    carcinoma of the upper aerodigestive tract and so-called adenoid
    cystic carcinoma of the oesophagus：the same tumor type?
    Histopathology 19:35-46, 1991.
[6] 宮田亮, 新原亨, 島岡俊治, 他. 遡及的検討が可能であった
    食道腺様嚢胞癌の1例. 日消誌 109:211-216, 2012.
[7] Bardou FN, Rivory J, Robert M, et al. Endoscopic features of
    an adenoid cystic carcinoma of the esophagus：narrow-band
    imaging and dual focus magnification. Endoscopy 48(S 01)：
    E380-382, 2016.
[8] Morisaki Y, Yoshizumi Y, Hiroyasu S, et al. Adenoid cystic
    carcinoma of the esophagus：report of a case and review of the
    Japanese literature. Surg Today 26:1006-1009, 1996.
[9] 小田丈二, 山村彰彦, 細井董三, 他. 食道表在型腺様嚢胞癌
    の1例. 胃と腸 46:772-779, 2011.
[10]Mitani Y, Rao PH, Futreal PA, et al. Novel chromosomal
    rearrangements and break points at the t(6；9) in salivary
    adenoid cystic carcinoma：associated with MYB-NF1B
    chimeric fusion, MYB expression and clinical outcome. Clin
    Cancer Res 17:7003-7014, 2011.
[11]Fujii K, Murase T, Beppu S, et al. MYB, MUBL1, MYBL2
    and NF1B gene alterations and MYC overexpression in salivary
    gland adenoid cystic carcinoma. Histopathology 71:823-834,
    2017.
[12]植田史朗, 原育史, 切石礼次郎, 他. 食道腺様嚢胞癌の1例.
    日臨外医会誌 56:1367-1372, 1995.

食管化脓性肉芽肿 1 例

Pyogenic Granuloma of the Esophagus

门马 久美子 [1]   前田 有纪   梶原 有史 [2]

堀口 慎一郎 [3]   比岛 恒和

[1] がん・感染症センター都立駒込病院内視鏡科
　〒113-8677 東京文京区本駒込 3 丁目 18-22
　E-mail : momma@cick.jp
[2] 同　消化器内科
[3] 同　病理科

关键词   化脓性肉芽肿   血管瘤   良性肿瘤

简介

　　化脓性肉芽肿（pyogenic granuloma）是好发于皮肤和口腔黏膜的易出血性良性肿瘤，1897 年，由 Poncet 和 Dor 首次报告。是由皮肤及黏膜的结缔组织引起的隆起性肉芽肿性病变，后天发生血管瘤，之后并发继发性炎症形成肉芽肿。由于多发生在皮肤和黏膜上，因此有可能与外伤、慢性刺激、感染等局部因素有关，但也有报告指出，与孕妇牙龈中常见的妊娠性牙龈瘤（pregnancy tumor）病理学特征一致，因此可能与雌激素有关。虽然极少发生在消化道，但在消化道中食管最多见，其次是小肠、大肠、胃、十二指肠，内镜像的特征是显示有白苔的有蒂性～亚蒂性的隆起。

病例

　　患　者：69 岁男性。

　　主　诉：吞咽时有阻塞感。

　　过往史、家族史：无特殊记录。

　　生活史：无饮酒史和吸烟史。

　　现病史：200X 年 10 月开始自觉吞咽时有阻塞感，施行了上消化道内镜检查。被指出有食管病变，11 月以详细检查和治疗为目的住院。

　　住院时   无其他异常所见。

　　住院时检查所见   血常规、生化学检查无异常。

　　食管造影所见   胸部食管上段有大小为 30mm×15mm 的隆起性病变。隆起是有蒂性的，表面比较光滑，保持了壁的伸展性（**图 1**）。

　　上消化道内镜所见   在距门齿 23cm 前壁侧有蒂比较粗的隆起性病变，隆起头部呈球形，表面大半被厚白苔覆盖（**图 2a**）。在隆起的基部没有附着白苔的部分，确认了红肿的表面（**图 2b**）。在内镜下除去表面的白苔后，能观察到看上去像怒张的血管样的肿瘤表面（**图 2c**）。考虑到从隆起表面的形态易出血，未施行活检，预定进行全活检及以治疗为目的的息肉切除术。12 月 5 日，为了预防出血，在蒂部套上了圈套器，进行了息肉切除术（**图 2d**）。

　　切除标本肉眼所见   大小 2.4cm×1.3cm×1.2cm，表面附着白苔并且血管成分丰富，是实性的隆起病变（**图 3**）。

　　切面所见   是血管增生明显的肿瘤（**图**

4a）。

病理组织学所见 从上皮乳头到黏膜固有层深部，可见没有核异型、内腔不规则扩张的各种各样的血管增生（**图4b**），间质中可以看到炎症性细胞浸润、纤维芽细胞增生、水肿（**图4c**）。大部分上皮糜烂，附着着含有细菌块的渗出物（**图4d**）。免疫染色中，染色血管的 Factor Ⅷ 和 CD34 均为阳性。根据以上诊断为化脓性肉芽肿。

切除后没有并发症，后续良好出院，已确认治疗后第3年都没有再发。

讨论

在1983—2018年的《医学中央杂志》（会议记录除外）的检索中，食管化脓性肉芽肿的日本报告例，包括笔者经治的病例在内共16例（**表1**）。男女比例为9：7，平均年龄为63（45~74）岁，60岁以上的中老年病例占81%。不论

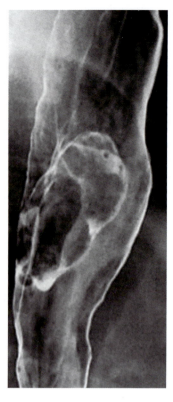

图1 食管造影像。显示有蒂性的表面比较光滑的隆起

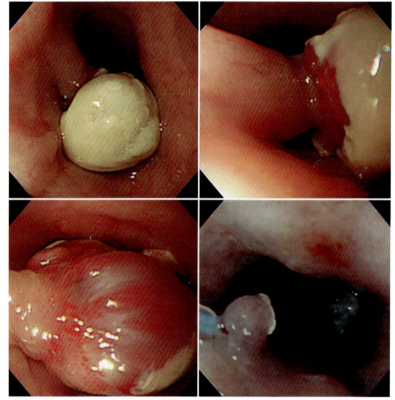

a	b
c	d

图2 上消化道内镜检查（一般观察像）

a 表面伴有白苔的有蒂性的隆起性病变。

b 隆起的基部没有白苔的部分确认有发红的表面。

c 除去表面的白苔后，肿瘤表面显示怒张的血管样。

d 在蒂部挂上圈套器，施行了息肉切除术。

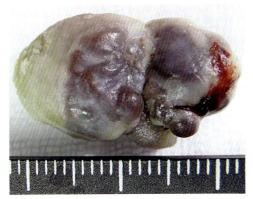

图3 切除标本肉眼所见。表面附着白苔并且血管成分丰富，实性的隆起病变

隆起的大小，吞咽时有不适感、阻塞感、胃灼热等症状的有 12 例（75%），虽然发生率较低，但这是在一般临床中可能遇到的疾病。

食管病变的肉眼形态为有蒂性或是亚蒂性的隆起性病变，多数病例表面伴有白苔，呈现典型所见。组织学上的特征是伴有血管内皮细胞肿大的毛细血管的分叶状增生，隆起表面的白苔是伴有炎症细胞浸润的肉芽组织的过度增殖而产生的血管炎症性渗出物，由血纤蛋白和细菌的块状物质组成，由出血引起的凝血中血球成分脱落而成。只要看过一次本疾病典型的内镜所见，诊断就比较容易。但是，在本疾病中，也有短期内发生形态变化的病例，根据观察时期的不同，需要与其他疾病进行鉴别。报告例中有 1 例被诊断为食管癌并接受治疗，因此需要与隆起型鳞状细胞癌、食管癌肉瘤、无色素沉着的恶性黑色素瘤等进行鉴别。

参考肿瘤暴露部的表面性状和凹凸的有无、隆起周围的黏膜变化、碘染色所见等可以进行鉴别。从报告的例子来看，食管病变的存在部位没

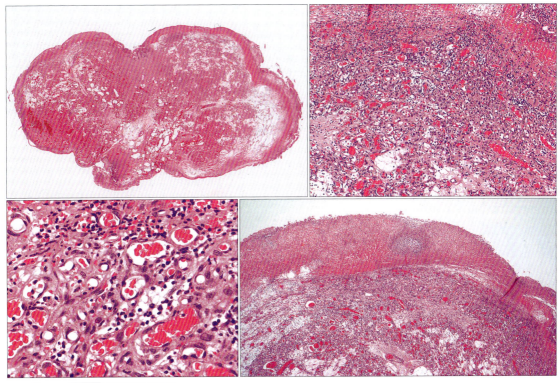

a	b
c	d

图4 病理组织学所见

a 弱放大像。上皮下毛细血管的增生明显的肿瘤。
b 弱放大像。从上皮乳头至黏膜固有层深部有明显的毛细血管的增生。
c 强放大像。间质可见炎症细胞浸润和水肿，有扩张的毛细血管的增生。
d 弱放大像。大部分上皮糜烂，有坏死组织。

表1 上皮性唾液腺肿瘤的分类

病例	报告者	年龄（岁）	性别	症状	部位	大小（mm）	形态	治疗
1	中岛[7]	64	F	吞咽时的不适感	食管上段	10×10	亚蒂性	外科切除
2	井回[8]	70	F	无症状	食管上段	14×7	亚蒂性	内镜下息肉切除（polypectomy）
3	井回[8]	52	F	吞咽时的不适感	食管中段	5×4	亚蒂性	polypectomy
4	星野[9]	68	M	吞咽时的不适感	Ce	8×7	有蒂性	polypectomy
5	真锅[10]	45	M	咽喉部异常感	Ce	15	亚蒂性	自然脱落
6	横峰[11]	66	F	胃灼热	EGJ	8×6	亚蒂性	polypectomy
7	横峰[11]	53	M	胃灼热	食管中段	12×6	亚蒂性	自然脱落
8	泷泽[12]	74	F	无症状	食管下段	15	有蒂性	polypectomy
9	井上[13]	61	F	心窝部痛	食管中段	15×8	亚蒂性	内镜下黏膜切除术（EMR）
10	山根[14]	64	M	吞咽时的不适感	Ce	12×8	有茎性	polypectomy
11	自验例[15]	69	M	吞咽时的阻塞感	食管上段	30×15	亚蒂性	polypectomy
12	小泽[6]	68	M	无症状	食管上段	12×10	亚蒂性	EMR
13	浅川[16]	61	M	吞咽时的阻塞感	食管中段	15	隆起性病变	EMR
14	池谷[17]	60代	M	心窝部痛	食管下段	18×9	有蒂性	polypectomy
15	平野[18]	66	F	吞咽时的阻塞感	食管中段	20	亚蒂性	内镜黏膜下剥离术（ESD）
16	永原[19]	74	M	无症状	食管下段	10	亚蒂性	ESD

有一定的倾向，从颈部食管到食管胃连接部，任何部分都存在。据推测，食物的物理性刺激和反流性食管炎引起的慢性黏膜损伤是其成因之一。

在食管发生的 16 例中，自然脱落的 2 例没有吐血等症状，但十二指肠的肛侧的报告病例中，大半是因便血和柏油便等消化道出血而发病。本疾病虽为良性疾病，但在病理组织学上属于易出血性血管瘤，有时会急剧增大，因此需要积极治疗而非随诊。16 例中有 13 例（81%）进行了内镜切除，施行时考虑到出血的可能性，还使用了添加肾上腺素的局部注射剂和圈套器等。食管没有复发的报告，但口腔外科领域的复发率为 2.4%～16%，不完全切除的话复发较多。当然，治疗时应注意完全切除。

总结

虽然本疾病在消化道发生是非常罕见的，但是根据发生部位的不同，也会成为消化道出血的原因，因此应该先看一看伴有白苔的有蒂性或亚蒂性隆起这一典型的内镜改变。

本病例是作为"发生在食管的化脓性肉芽肿的1例"在"《胃与肠》41:983–989,2006"中刊登的病例（新井俊文、门马久美子、川田研郎等）

参考文献

[1] 内山正, 杉原一正, 友利優一, 他. 当科で過去20年間に経験したpyogenic granulomaの臨床統計的観察. 日口外誌　34:603-608, 1988.

[2] Poncet A, Dor L. Botryomycose humaine. Rev Chir Paris　18:996, 1897.

[3] 海野智, 長田道哉, 川辺良一, 他. 舌に発生したpyogenic granulomaの20症例について. 日口外誌　30:1039-1046, 1984.

[4] Bhskar SN, Jacoway JR. Pyogenic granuloma—Clinical features, incidence, history, and result of treatment：Report of 242 cases. J Oral Surg　24:391-399, 1966.

[5] 田中まり, 北吉光, 西村雅惠, 他. 妊娠中に生じたpyogenic granulomaの3例. 皮膚　39:181-185, 1997.

[6] 小沢俊文, 佐藤暁, 渡辺秀紀, 他. 食道pyogenic granuloma
の1例. 胃と腸 42:1283-1289, 2007.

[7] 中島安孝, 朽木渉, 管野隆三, 他. 食道血管腫の1例. Pro
Dig Endosc 40:241-244,1992.

[8] 井廻宏, 渕上忠彦, 小林広幸, 他. 食道に発生したpyogenic
granulomaの2例. 胃と腸 32:891-897,1997.

[9] 星野賢一郎, 馬場洋一郎, 西川博嘉, 他. 内視鏡にポリペク
トミーを施行した食道pyogenic granulomaの1例. 三重医
42:9-12, 1998.

[10]真鍋知子, 後藤裕夫, 塩谷真由美, 他. 頸部食道にみられた
pyogenic granulomaの1例. 日消誌 95:230-232, 1998.

[11]横峰和典, 多田修治, 大湾朝尚, 他. 食道に発生した
pyogenic granulomaの2例. Gastroenterol Endosc 43:963-
968, 2001.

[12]滝沢昌也, 平野誠, 宇野雄祐, 他. 食道に発生したpyogenic
granulomaの1例. ENDOSCOPIC FORUM 18:193-197,
2002.

[13]井上淳, 佐藤勝久, 飯島克則, 他. 食道に発生したpyogenic
granulomaの1例. 消内視鏡 15:1023-1028, 2003.

[14]山根建樹, 大村光浩, 中村眞, 他. 短期間で形態の変化がみ
られた食道pyogenic granulomaの1例. 日消誌 100:562-566,
2003.

[15]新井俊文, 門馬久美子, 川田研郎, 他. 食道に発生した
pyogenic granulomaの1例. 胃と腸 41:2003:983-989, 2006.

[16]浅川幸子, 鈴木洋司, 小嶋裕一郎, 他. 食道pyogenic
granulomaの1例. ENDOSCOPIC FORUM 25:117-133,
2009.

[17]池谷賢太郎, 丸山保彦. 食道pyogenic granulomaの1例. 胃
と腸 48:776-778, 2013.

[18]平野敦之, 土田研司, 足立和規, 他. 亜有茎性病変の基部に
粘膜下腫瘍様の病変を伴った食道pyogenic granulomaの
1例. Gastroenterol Endosc 55:2183-2188, 2013.

[19]永原照也, 今川敦, 平良明彦, 他. ESDにて切除した食道
pyogenic granulomaの1症例. Gastroenterol Endosc 57:2351-
2357, 2015.

[20]Leyden JJ, Master GH. Oral cavity pyogenic granuloma. Arch
Dermatol 108:226-228, 1973.

食管腺导管腺瘤

Esophageal Gland Duct Adenoma

草深 公秀 [1, 2]

[1] 静岡県立総合病院病理学部
〒 420-8527 静岡市葵区北安東 4 丁目 27-1
E-mail：k-kusafuka@i.shizuoka-pho.jp
[2] 静岡県立静岡がんセンター病理診断科

关键词　　固有食管腺　　导管腺瘤　　双层性

简介

由于食管也有固有食管腺，可以想象由此产生唾液腺型的腺系良性肿瘤——腺瘤，但实际上食管腺导管腺瘤的报告仅有数例，极为罕见。在 Andersen 等的报告中，包括平滑肌瘤在内的 246 例食管良性肿瘤中仅有 6 例（2.4%），并且一般是由 Barrett 食管上皮引起的。另一方面，Harada 等根据 MUC5B 的发现推测，食管腺导管腺瘤是来源于固有食管腺的小叶内末端导管。以前也有名称是浆液性囊性腺瘤和乳头状唾液腺瘤的病例报告。

内镜所见

一般，食管下部多为巨块状、半球状的 1cm 以下的病变，否认表面黏膜有异常（**图1a**）。即使是卢戈氏碘液染色也仅为淡染，缺乏上皮性变化。另外，在超声内镜检查

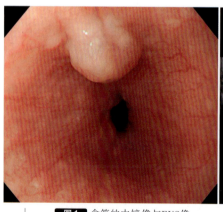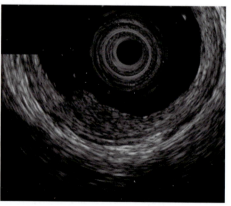

| a | b |

图1 食管的内镜像与EUS像
a 食管的一般内镜像。在食管下段认为有表面光滑的半球状肿瘤。隆起相对比较陡峭。否认在表面有糜烂。
b EUS像。在第2~3层认为有无回声区域。在内部可见认为是小囊胞的肿物。

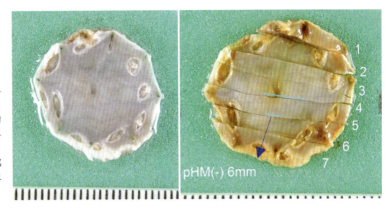

| a | b |

图2 ESD看病变
a ESD材料。在认为是活检痕迹的"脐"状上发现小凹陷。病变的边界不清晰。
b ESD材料的复原图。浅蓝色线的部分发现肿瘤，但从表面看病变的边界不清晰。

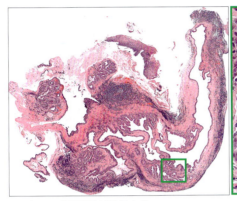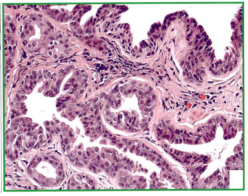

| a | b |

图3 活检放大像
a 钻孔活检的放大像（HE染色）。发现由不规则扩张和变形的大小不一的囊胞形成的病变。一部分在间质发现淋巴细胞浸润。
b a的绿色框部分的放大像。不规则形状的腺管显示由内层上皮和外层上皮构成的双层性。细胞异型为轻度。

（endoscopic ultrasonography，EUS）中第2~3层为无回声区域（**图1b**），呈现出认为是胃肠道间质瘤（gastrointestinal stromal tumor，GIST）和平滑肌瘤的所见。

病理组织学所见

肉眼来看，住于黏膜下层，多数是边界比较清晰的多囊胞状~单囊胞状的病变（**图2**）。肿瘤细胞一般是显示双层性的导管结构，由内腔侧的腺上皮及其周围的基底细胞组成（**图3**）。基底细胞层不会扩散，被基底膜覆盖着。轻度异型，有时会表现出被认为是闭塞所致的囊状扩张，这种情况下会呈现多囊性。几乎看不到核分裂相。一般，阿尔新蓝和高碘酸-希夫（Alcian blue and periodic acid-Schiff，AB-PAS）染色不能确认肿瘤细胞内的黏液潴留，即使有，也极少。

在免疫染色中，内层细胞的CK7［细胞角蛋白7（cytokeratin 7）］、CAM5.2和上皮膜抗原（epithelial membrane antigen，EMA）呈阳性。EMA一般在内腔面呈阳性（**图4a、b**）。另一方面，外层细胞中CK5/6、p63或p40以及α-平滑肌肌动蛋白（α-smooth muscle actin，αSMA）、S-100蛋白呈阳性（**图4c、d**）。Ki-67标记率很低，只有1%~2%。另外，个人认为，CA19-9和CA125也会在内层细胞中呈阳性。从HE染色以及免疫染色的结果来看，导管腺瘤是显示双层性的肿瘤。

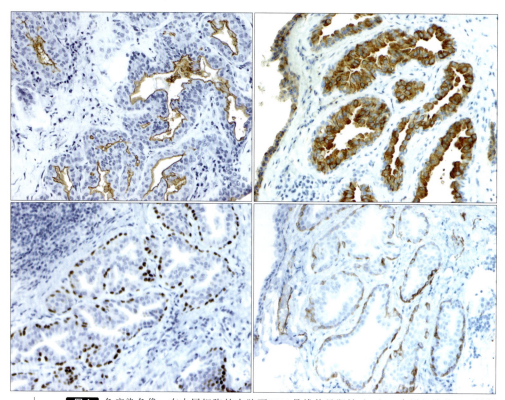

a	b
c	d

图4 免疫染色像。在内层细胞的内腔面EMA是线状呈阳性（**a**），内层细胞的CK7呈阳性（**b**）。一方面，在外层细胞的核p40呈阳性（**c**），另一方面，外侧细胞的αSMA呈阳性（**d**）。外层细胞是显示向基底细胞或肌上皮细胞的分化

预后

由于是良性肿瘤，如果通过ESD（endoscopicsubmucosal dissection）等切除的话，预后良好。虽然极为罕见，但是也有从固有食管腺的导管发生腺癌的报告。

鉴别诊断

作为鉴别列举了黏膜下肿瘤的平滑肌瘤和GIST，但由于不是上皮性肿瘤，所以很容易进行鉴别。也在鉴别中列举了向黏膜下层进展明显的鳞状细胞癌，但一般表面有不染区，发育速度也快。Barrett食管腺癌也可作为鉴别，但食管腺导管腺瘤一般不伴有Barrett食管而被排除。

参考文献

[1] Andersen HA, Pluth JR. Benign tumors, cysts and duplication of the esophagus. *In* Payne US, Olsen AM (eds). The Esophagus. Lea and Febiger, Philadelphia, pp 225-237, 1974.

[2] Harada O, Ota H, Katsuyama T, et al. Esophageal gland duct adenoma：immunohistochemical comparison with the normal esophageal gland and ultrastructural analysis. Am J Surg Pathol 31：469-475, 2007.

[3] Tsutsumi M, Muzumoto K, Tsujiuchi T, et al. Serous cystadenoma of the esophagus. Acta Pathol Jpn 40：153-155, 1990.

[4] Agawa H, Matsushita M, Kusumi F, et al. Esophageal submucosal gland duct adenoma：characteristic EUS and histopathologic features. Gastrointest Endosc 57：983-985, 2003.

[5] Takubo K, Esaki Y, Watanabe A, et al. U Adenoma companied by superficial squamous cell carcinoma of the esophagus. Cancer 71：2435-2438, 1993.

[6] Su JM, Hsu HK, Hsu PI, et al. Sialadenoma papilliferum of the esophagus. Am J Gastroenterol 93：461-462, 1998.

[7] 南野桂三, 足立靖, 植村芳子, 他. 食道粘膜下腺腫の1症例. 診断病理 23：46-48, 2006.

[8] Nie L, Wu HY, Shen YH, et al. Esophageal submucosal gland duct adenoma：a clinicopathological and immunohistochemical study with a review of the literature. Dis Esophagus 29：1048-1053, 2016.

[9] Shibata M, Kusafuka K, Ono H. A rare submucosal tumor of the esophagus. Gastroenterology 152：e6-7, 2017.

[10]Kono M, Nagami Y, Ohsawa M, et al. Esophageal adenocarcinoma originating from the esophageal gland duct. Intern Med 58：883-884, 2019.

食管癌肉瘤

Esophageal Carcinosarcoma

田中 优作 [1]　　吉永 繁高　　水口 康彦

关口 正宇　　高丸 博之　　阿部 清一郎

野中 哲　　　铃木 晴久　　谷口 浩和 [2]

关根 茂树　　小田 一郎 [1]　　齐藤 丰

[1] 国立がん研究センター中央病院内視鏡科
　〒 104-0045 東京都中央区築地 5 丁目 1-1

[2] 同　病理診断科

关键词　食管癌　癌肉瘤　纺锤形细胞肿瘤（spindle cell tumor）

简介

食管癌肉瘤是指在同一组织内上皮性及非上皮性恶性成分共存的肿瘤，占食管恶性肿瘤的 1%~2%，是比较罕见的肿瘤。

病例

患　者：70 多岁男性。

主　诉：堵塞感。

既往史：高血压，胆囊摘除术。

烟酒史：吸烟 25 根 / 天 ×60 年。饮酒威士忌 4 杯 / 天。

家族史：无特别记录。

现 病 史：2015 年 7 月，因 堵 塞感 而 施 行 的 上 消 化 道 内 镜 检 查（esophagogastroduodenoscopy，EGD）中发现食管有病变，以系统检查为目的住院。

EGD 所见　胸部食管中段后壁有 50mm 大的不规则红肿的亚蒂性隆起性病变。顶部的一部分被白苔覆盖。另外，周围发现血管模糊的粗糙黏膜，在口侧同心圆上右壁发现了表面光滑的 5mm 大的隆起性病变（**图 1a**）。在卢戈氏碘液染色像中，隆起性病变被识别为卢戈氏碘液不染区，另外在口侧、右壁侧发现了碘不染区（**图 1b**）。接近基部呈不染区的 0- Ⅱ c 型病变扩张，隔一段时间隆起性病变的顶部呈粉色征（**图 1c**）。诊断为肉眼型 0- Ⅰ + Ⅱ c 型食管癌，从特异性形态怀疑是癌肉瘤。

从大小隆起部的活检标本中提取了组织学上的纺锤形细胞肿瘤（spindle cell tumor），为异型的多形性的肿瘤，在免疫染色中也散见细胞角蛋白阳性的异型细胞。考虑到肉眼型，认为作为梭形细胞癌（spindle cell carcinoma）（癌肉瘤）的部分像也不矛盾。根据以上，诊断为 0- Ⅰ + Ⅱ c 型食管癌肉瘤，在非开胸下施行了胸腔镜下食管部分切除术、3 处淋巴结清除术、胸骨后经胃食管重建术。

病理组织学所见　肉眼可见表面光滑的粗大结节状的窄基性的隆起性病变。在隆起的一部分和周围平坦部用卢戈氏碘液染色发现了不染区（**图 2a~c**）。病理组织学上认为与隆起部分一致为纺锤形，发现多形性的肿瘤细胞增

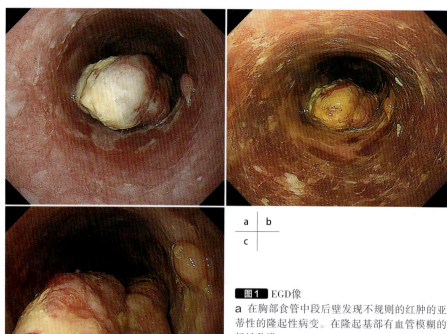

a b
c

图1 EGD像
a 在胸部食管中段后壁发现不规则的红肿的亚蒂性的隆起性病变。在隆起基部有血管模糊的粗糙黏膜。
b 卢戈氏碘液染色像。在隆起部和隆起基部有碘不染区。
c 接近像。在基部呈不染区的0-Ⅱc型病变血管扩张，隆起性病变的顶部呈粉色征。

殖所构成的肉瘤成分和鳞状细胞癌（**图2c**）。另外，隆起周围呈卢戈氏碘液不染的部分与基部连续，主要从上皮内发现了伴有微小浸润的鳞状细胞癌（**图2d**）。根据以上诊断为癌肉瘤。肿瘤浸润至黏膜下层深部，伴有静脉侵袭。未发现淋巴管侵袭。诊断为 Mt，43mm，0-Ⅰ+Ⅱc型，癌肉瘤，pT1b-SM3，INFa，ly0，v1，pIM0，pPM0，pDM0，pRM0，无多发癌，pN0，pStageⅠ。

讨论

食管癌肉瘤是指在同一组织内同时存在上皮性恶性肿瘤和非上皮性恶性肿瘤的肿瘤，占食管癌恶性肿瘤的 1%～2%，是比较罕见的肿瘤。和一般的食管癌一样多见于男性，发生部位以胸部食管中段居多。

肉眼常常形成具有细蒂的隆起性病变，由于肿瘤有向内腔增殖的倾向，所以早期就有吞咽困难等症状，与食管鳞状细胞癌相比，更容易被早期发现。表面有时呈结节状或分叶倾向，但比较光滑，在隆起型肿瘤的基部伴有浅表性鳞状细胞癌。

如果是有蒂性或亚蒂性的食管肿瘤，最好考虑到是本病来进行检查。隆起部除了表层经常坏死以外，有时还会以肉瘤成分为主，因此为了正确进行术前诊断，从隆起部和与隆起相连的碘不染区提取多块活检，并且向病理医生传达怀疑是癌肉瘤这一见解也很重要。

食管癌肉瘤的治疗，按照一般食管癌的标准，可选择外科治疗、化学疗法、放射线疗法。但是，食管癌肉瘤不论癌的浸润深度如何，都容易导致淋巴结转移，而且血行转移也较多，其长期预后与鳞状细胞癌相同。因此作为治疗手段，可以进行伴有淋巴结清除术的食管切除

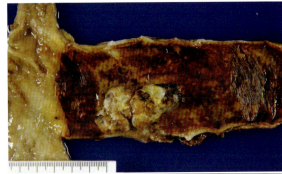

图2 病理组织像

a 发现表面光滑的粗大结节状的隆起性病变。隆起的一部分和周围在卢戈氏碘液染色中呈不染区。宏观型是 0–Ⅰ+Ⅱc型。

b 是窄基性的隆起性病变。浸润在黏膜下层停留。

c 与隆起部分一致，发现由纺锤形肿瘤细胞的增殖形成的肉瘤成分和鳞状细胞癌。

d 隆起周围呈卢戈氏碘液不染的部分与基部连续，上皮内发现伴有微小浸润的鳞状细胞癌的增殖（黑色箭头）。

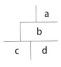

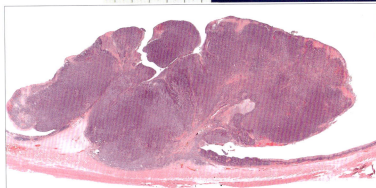

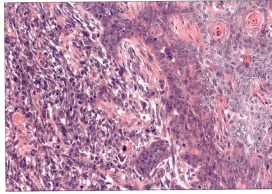
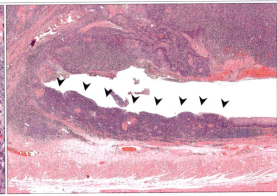

术，必要时可加入放射线疗法及化学疗法。另外，对于食管癌肉瘤，关于围术期化学疗法的报告很少，有效性尚未确立。

参考文献

[1] Iwaya T, Maesawa C, Uesugi N, et al. True carcinosarcoma of the esophagus. Dis Esophagus 19:48-52, 2006.

[2] Madan AK, Long AE, Weldon CB, et al. Esophageal carcinosarcoma. J Gastrointest Surg 5:414-417, 2001.

[3] 中野徹, 小澤洋平, 直島君成, 他. 食道癌肉腫7症例の臨床病理学的検討. 日臨外会誌 75:1169-1174, 2014.

[4] 日本食道学会(編). 食道癌取扱い規約, 第11版. 金原出版, pp 89-90, 2015.

[5] 大橋健一. 消化管の病理Ⅰ 上部消化管—通常型扁平上皮癌と鑑別すべき食道癌. 病理と臨 29:932-938, 2011.

[6] 浅海吉傑, 海崎泰治, 細川治, 他. 食道癌肉腫の1例. 胃と腸 46:757-762, 2011.

[7] Iyomasa S, Kato H, Tachimori Y, et al. Carcinosarcoma of the esophagus：a twenty-case study. Jpn J Clin Oncol 20:99-106, 1990.

编辑后记

与平泽和新井一起企划了《你应该知道的特殊食管肿瘤与肿瘤样病变》。虽然被编辑委员会尖锐地指出"这真的是应该知道的疾病吗？"之类的问题，但是作为专门研究食管的人，还是决定追求策划《你应该知道的特殊食管肿瘤与肿瘤样病变》。本书委托了在这一领域造诣最深的病理医生下田作序，从正常食管扁平上皮的基本结构解说了特殊肿瘤发生的步骤。这是一篇符合期待的序，首先请大家解读这里。

病理学的解说由新井负责。用相关表格明确总结了所谓的特殊型食管癌的特征。另外，还委托河内对显示唾液腺分化的食管癌进行解说。提示了大量耳下腺、气管腺、小唾液腺等平时不常见的病理组织像，颇有意思。虽然有点狂热，但主题就是"特殊的食管疾病"，请好好跟上。

临床上，从X线检查和内镜检查的角度，分别请小田和岛田进行解说。在自己的医院里很难囊括所有的罕见疾病，小田把过去报告的病例也"挖"出来解说。由于图例上没有记载病名，因此请在通读了本书1周后，再次只看X线检查像和内镜像，挑战一下自己能否诊断。岛田不愧是本领域第一人，以众多病例为基础，解说了罕见的食管疾病的内镜像和病理组织像。

食管黑变病很常见，但有时也会为与黑色素瘤的鉴别而苦恼。两者如何鉴别呢？这个难题委托给了竹内。由于黑色素瘤是罕见的疾病，因此从多家医院收集病例进行了讨论。那么鉴别的要点是什么呢？请仔细解读。

与黑色素瘤一样预后不良的食管肿瘤的代表是内分泌肿瘤。岩坪对他所在单一机构中的22例这种罕见的食管肿瘤进行了详细的讨论。在22例中，能够进行内镜治疗的病例只有4例。这充分说明了早期发现的困难性。负责浅表型食管类基底细胞癌（BSC）的内镜诊断的高桥，对施行了内镜切除的10例浅表型BSC进行了讨论，除了以往指出的

SMT样隆起和边缘隆起之外，还发现了WGA样的黄白色颗粒。向导管分化的BSC在其内部潴留碎片的话，就会产生与WGA类似的结果。这是新的内镜所见。

乳头状癌是一种发生率比较高，并且需要与食管癌鉴别的疾病。有马在WLI、碘染色的基础上，还使用了BLI、LCI这两种最新的方式，趋近了两者的鉴别。请享受高质量的内镜像。

作为总结，收集了虽然是罕见的疾病但是有典型的所见、让人一看就不会忘记的病例。疣状癌委托了佐藤，腺样囊性癌和食管腺导管腺瘤委托了草深，食管癌肉瘤委托了田中（优）。每一位医者都出色地提示了典型的所见。此外，田中（惠）还报告了1例惊人的病例，仅通过内镜切除黑色素瘤的一部分，纵隔淋巴结转移也消失了。然后，我把化脓性肉芽肿委托给了门马，但是在执笔这篇编辑后记的时候，还没有收到原稿，很遗憾！（编辑部注：日后顺利完稿。）

最后，小山报告了与黑色素瘤鉴别困难的黑色食管鳞状细胞癌，以及呈典型所见的食管 MALT 淋巴瘤。由于黑色素细胞只存在于基底层正上方，所以黑变病中的黑色细胞存在于基底层上。而在黑色素瘤中，黑色的肿瘤细胞会向上皮内浸润，因此黑色的细胞会爬到表层附近。NBI从频率特性上来说只能观察到黏膜中层，而WLI可以观察到基底层。如果利用这个观察深度差，应该可以对两者进行鉴别。

在胃 MALT 淋巴瘤中可以看到 LEL（lymphoepitheliallesion），由于腺管被破坏而发生糜烂和溃疡。食管 MALT 淋巴瘤会怎么样呢？在经治病例中，肿瘤细胞向扁平上皮内浸润，破坏了基底层，结果呈凹陷。因此可以说是扁平上皮的 LEL 的新见解。

食管相关内容组稿慢，虽然很辛苦，但还是成功出版了令人满意的食管书。感谢各位有关人士，编辑后记终。

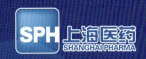
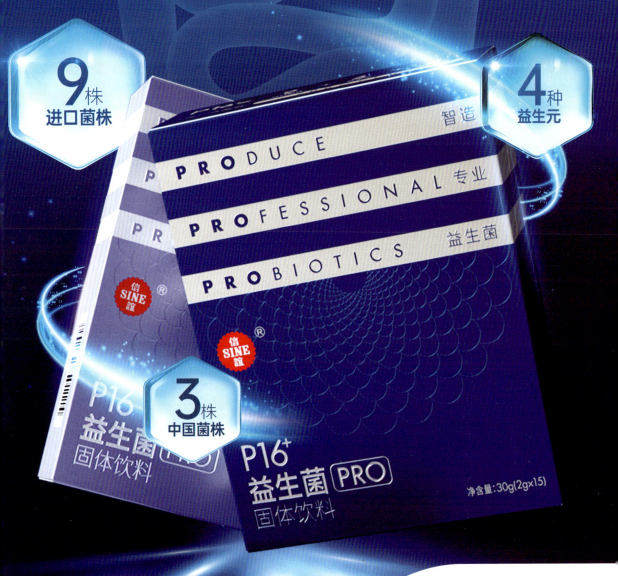

国药准字Z33020174
浙药广审（文）第250401-00420号

养胃颗粒
YANGWEI KELI

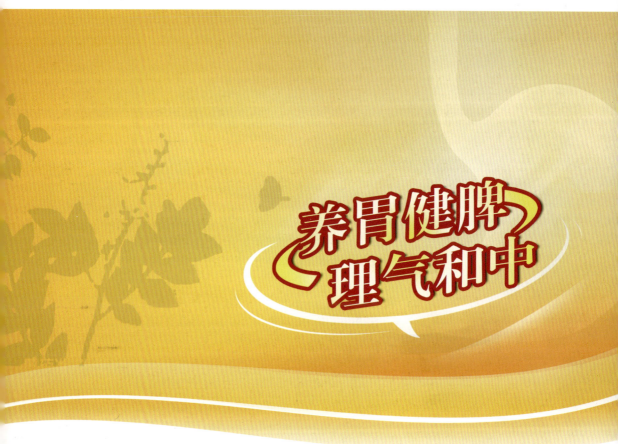

养胃健脾
理气和中

广告

▶ 用于

· 脾虚气滞所致的胃痛，症见胃脘不舒　· 胀满疼痛
· 嗳气食少　· 慢性萎缩性胃炎见上述证候者。

【成份】炙黄芪、党参、陈皮、香附、白芍、山药、乌梅、甘草。

【禁忌】本品不宜与含有藜芦、海藻、京大戟、红大戟、甘遂、芫花成份的中成药同用。

【不良反应】应用本品时可能出现腹污、恶心、呕吐、腹痛、皮疹、瘙痒等不良反应。

请按药品说明书或者在药师指导下购买和使用

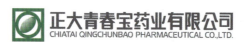

正大青春宝药业有限公司
CHIATAI QINGCHUNBAO PHARMACEUTICAL CO.,LTD.